CB081666

TRÊS CORPOS E UM URSO

JOSEPH BENJIE

® 2021. Editora Inverso

R. Doutor Goulin, 1523 Alto da Glória
CEP 80040-280 Curitiba-PR
(41) 3254-1616 e (41) 3558-8001
editorainverso@editorainverso.com.br
www.editorainverso.com.br
Facebook.com/editorainverso
Instagram @editorainverso

COORDENAÇÃO EDITORIAL
Cristina Jones
Editora InVerso

REVISÃO
Carlos W. Jorge

IMAGEM DE CAPA
Pexels/Francesco Ungaro

CAPA, PROJETO GRÁFICO E DIREÇÃO DE ARTE
Adriane Baldini

DADOS INTERNACIONAIS DE CATALOGAÇÃO NA PUBLICAÇÃO (CIP)
Mona Youssef Hammoud – CRB/ 9.ª 1393

V889t

VOICOLESCO, Weslei (Joseph Benjie). **Três corpos e um urso.**
Curitiba: InVerso, 2021.
80 p. 13 X 19 cm - PTBR

ISBN: 978-65-89851-53-0

1. Conto. 2. Detetive. 3. Suspense. 4. Assassinato.
I. Título

CDD.: B869.342

Contos: B869.342 Suspense: 823.91

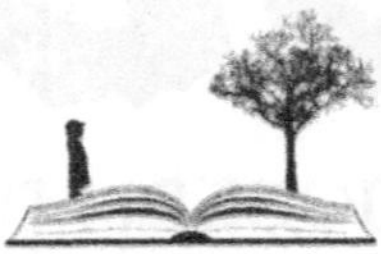

Ao adquirir um livro, você está remunerando o trabalho de escritores, diagramadores, ilustradores, revisores, livreiros e mais uma série de profissionais responsáveis por transformar ideias em realidade e trazê-las até você. **Todos os direitos reservados.** É proibida a reprodução total ou parcial de qualquer forma ou por qualquer meio. A violação de direitos do autor (Lei 9.610/98) é crime estabelecido pelo artigo 184 do Código Penal.

ASSOCIADO CBL Câmara Brasileira do Livro

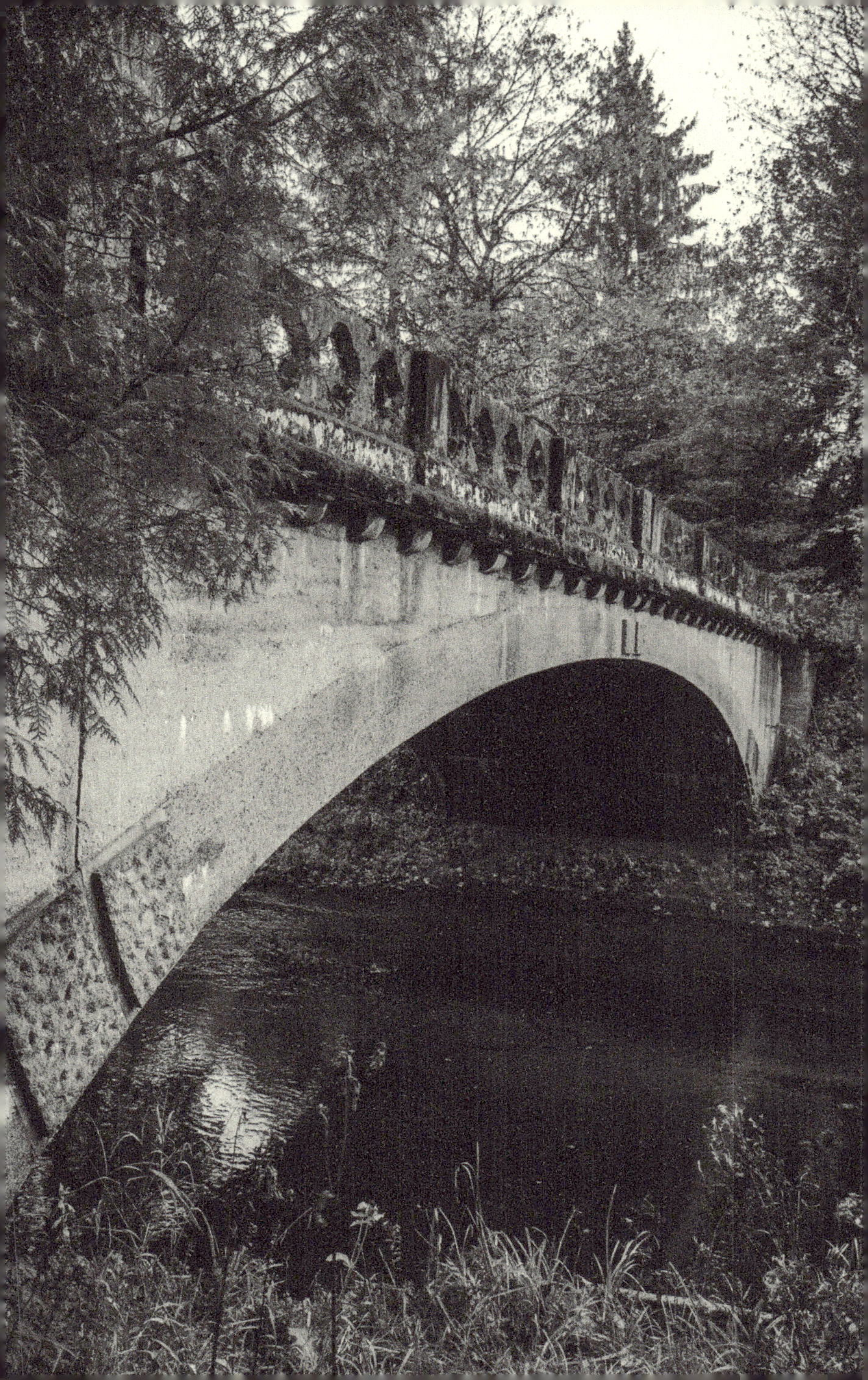

Enquanto faz sua caminhada matinal com seu cachorro, a senhora Milboure percebe algo incomum ao olhar para baixo da ponte: o corpo de uma bela moça caído sobre as margens do rio.

O senhor Stanford também depara algo anormal no mesmo horário, um corpo juvenil feminino boiando pelo rio que corta sua fazenda, ao lado de sua casa.

Por último, um grito é ouvido na floresta enquanto o guarda florestal Jones termina seu turno. Ao verificar, encontra um corpo recém-esfaqueado. A mulher balbucia algumas palavras incompreensíveis, mas acaba morrendo em seguida.

Dizem as pessoas da pequena cidade que avistaram um urso com coleira caminhando pelas ruas empoeiradas, e parecia que estava triste de alguma forma.

Um caso completamente peculiar, três mortes em lugares diferentes ao mesmo tempo, segundo os relatos das testemunhas. E a aparição de um urso doméstico.

Por um pedido misterioso, é requisitado o parecer de um detetive que estava começando a ficar famoso, Pierre LeBoileau, um francês metido e extravagante que conseguiu solucionar dois casos impossíveis no ano passado. É jovem ainda, tem muito o que aprender, mas nessa situação ele parece a melhor escolha para ligar os pontos dessas mortes.

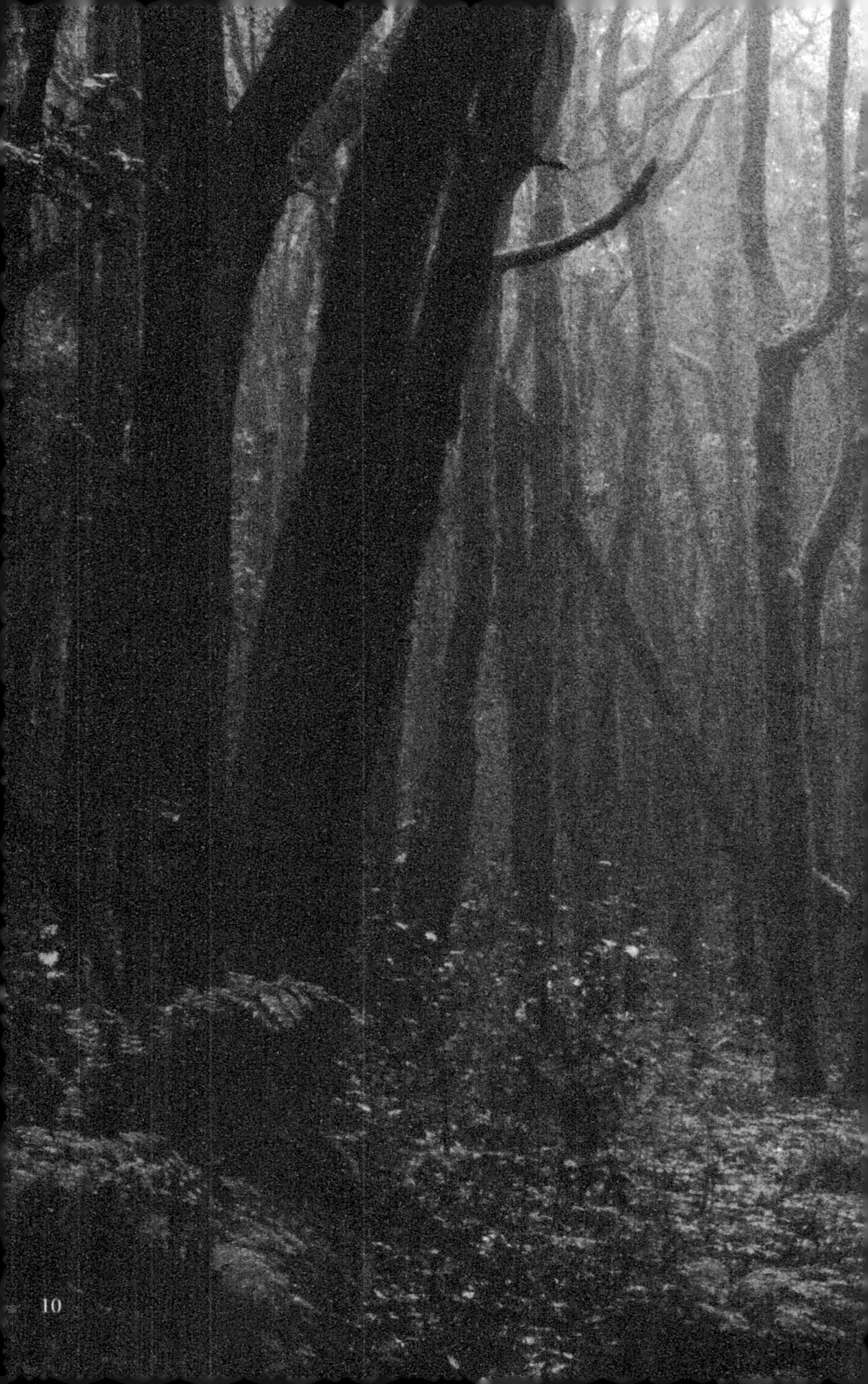

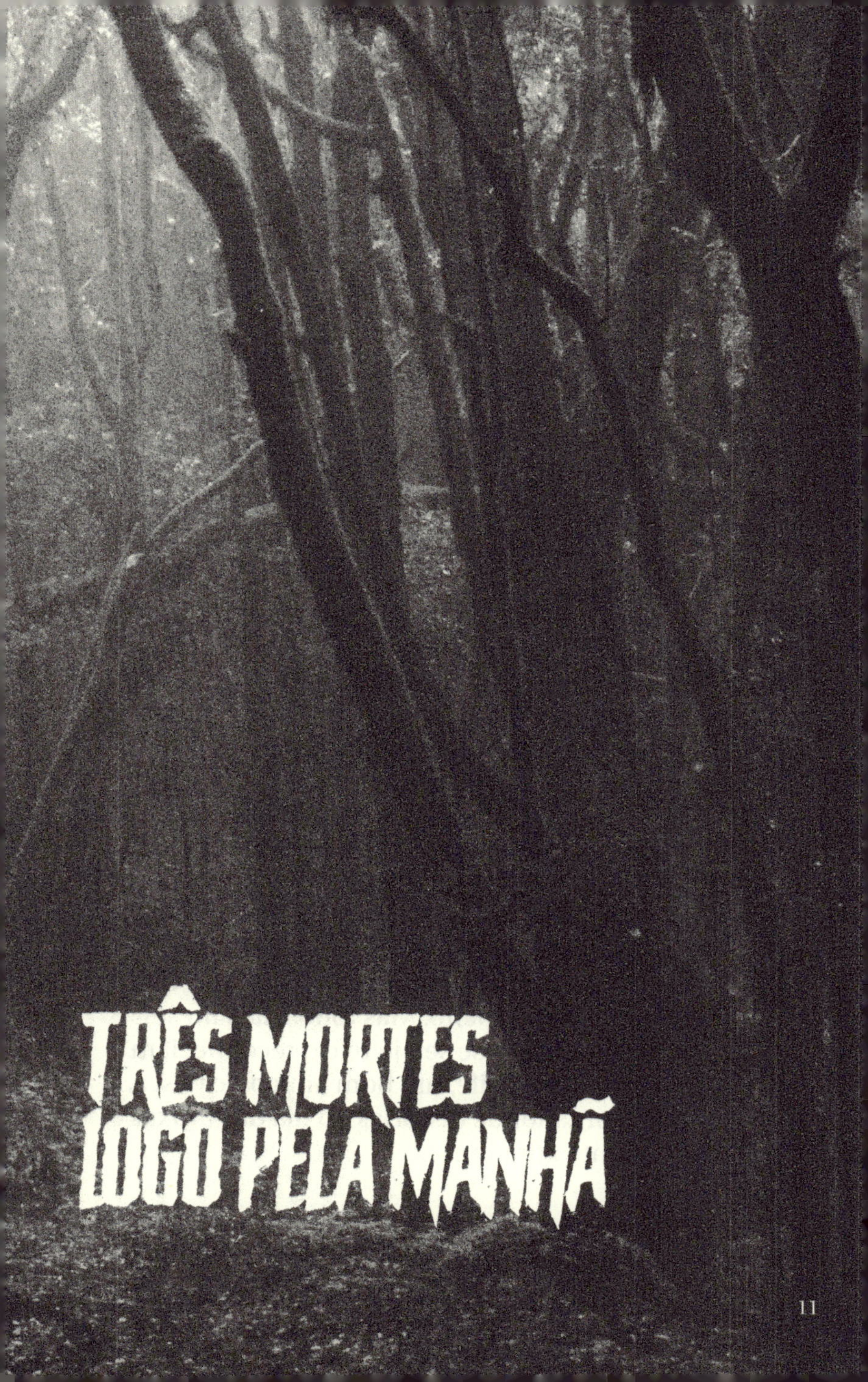

TRÊS MORTES LOGO PELA MANHÃ

I

O xerife Stone acorda logo ao raiar do dia com os galos de seu vizinho, o velho e rabugento Sr. Burge, que diz ser um herói de guerra (há dúvidas nessa afirmação).

Stone é conhecido por ser pontual e rígido. Jamais algum bandido lhe passou a perna e jamais existiu uma intriga entre os moradores da velha cidade que ele não tenha resolvido. Tem palavras secas e fala a verdade sempre, não se importando com o que pensam a respeito. Mas todos haviam se acostumado com esse seu jeito e o reconheciam como um ótimo xerife, um bom amigo de pesca, um belo contador de histórias no dia das bruxas e um excelente atirador.

Mas, como eu dizia, ele acorda pela manhã, tira seu roupão e veste-se com seu traje de trabalho, que inclui um colete, uma calça jeans velha, uma camisa social branca, suas botas de vaqueiro e seu famoso chapéu preto. Ele termina o café enquanto se veste, escova os dentes, volta para o quarto e dá um belo e demorado beijo no rosto de sua mulher. Ela se move um pouco, resmungando algo ainda dormindo. Stone solta um sorriso, que parece ter sido treinado por anos para cortar aquela sua cara dura.

Ele dá dois tapinhas carinhosos no ombro dela e vai até a sala. Em cima da lareira está uma cabeça de alce empalhada, que seu avô conquistou há muitos e muitos anos, na sua juventude, pelas redondezas dessa cidade. Logo abaixo, a potente carabina que derrubou seu troféu. Stone sempre olha para os olhos daquele velho alce, como um ritual. Nem mesmo ele sabia por que fazia isso toda manhã, apenas sentia vontade de fazê-lo, pois cresceu vendo seu pai fazer isso. Certamente devia ter algo ali, profundo e enraizado, e toda manhã ele procurava por isso na escuridão daqueles olhos mortos.

Agora, quanto às armas, Stone era tão bom com seu tiro que as pessoas às vezes o consideravam anormal, igual às lendas de quadrinhos do Velho Oeste. Tanto que Stone, para fazer graça dessas histórias, anos atrás decidiu abandonar sua arma real, e ao invés disso levar consigo uma espingarda de pressão para a delegacia. E com uma arma de mentira ele botava ordem em uma cidade inteira. Até mesmo os bandidos tinham respeito por ele; não tinha sentido algum essa arrogância, porém, era incrível, e ele certamente se gabava disso sempre que podia.

Então Stone pega sua espingarda de pressão, coloca nas costas, e nos bolsos do colete coloca um punhado de chumbinhos 6.33 mm da sua marca preferida, Perfirrer. Dá dois tapinhas e sai para fora.

Na frente de sua casa está estacionada a coisa mais preciosa de sua vida depois de sua esposa. Uma Ford F1 1949, uma relíquia da família, passada de seu avô para seu pai, e de seu pai para ele, e assim ele passaria adiante quando seu filho tivesse idade. O que era um problema, porque Stone e sua esposa não podiam ter filhos: sua esposa era infértil. Ainda hoje seus nomes estão na lista de espera para adoção, mas era algo difícil, devido a suas idades avançadas.

Mas, enfim, Stone entra em sua camionete. O banco de couro estrala quando ele senta. Ele liga o motor manhoso, que vai aquecendo como um gigante acordando pela manhã. Dá dois tapinhas no volante, engata a primeira marcha e segue adiante.

2

Quando se aproxima da delegacia, ele nota algo incomum. A frente da delegacia era normalmente um lugar vazio até próximo das onze horas da manhã, quando alguém vinha fazer queixa do vizinho barulhento, ou de algum conservador da cidade que suspeitava de espiões russos entrando e saindo do açougue de Ingmar. Normalmente Stone iria lá falar com Ingmar, acabavam dando risadas e Stone saía com um belo pedaço de filé embrulhado em uma sacola. Nada anormal, apenas um russo ganhando a vida como açougueiro. Os suspeitos? Apenas seus filhos entrando e saindo para fazer as entregas para a cidade vizinha.

Mas hoje havia muitas pessoas paradas na frente da delegacia, e ainda eram sete horas da manhã, o que era muito, mas muito incomum. Stone percebeu de cara que algo estava errado em uma escala que ele nunca vira antes. Mas antes que sua mente começasse a fazer deduções precipitadas, ele parou sua camionete, desligou-a com suavidade e então saiu, colocando seu chapéu preto, cobrindo seus ralos cabelos, ajeitou a cintura da sua calça e, apertando a barriga, respirou fundo.

— Mas o que diabos temos aqui? Aconteceu algo? Por que todos estão aqui cedo pra encher meu saco? São sete horas, pelo amor de Deus, eu planejava entrar e comer algum donut e tomar um café até as onze horas. O que vocês querem?

Alguém em meio à pequena multidão grita "um serial killer!". Outro, empurrando para aparecer na frente do xerife, grita "estamos em perigo, os russos decidiram atacar a cidade!!"

— Tá, tá, um de cada vez, pelo amor de Deus! Vamos com calma! Falem devagar, o que aconteceu exatamente?

Uma mulher se aproxima dele, a dona da floricultura ali ao lado, Donna Flor, tachada, comprovada e também autointitulada "olhos e ouvidos da cidade", uma fofoqueira e bisbilhoteira de primeira categoria. Não havia nada que podia se esconder dela por muito tempo. Ela era como um canal de reportagens ao vivo vinte e quatro horas por dia, trezentos e sessenta e cinco dias por ano.

— Eu soube que três mulheres foram mortas hoje pela manhã, xerife. Não uma, nem duas: três! Desde quando esta virou uma cidade de bárbaros?! Como é possível isso? Nunca houve algo desse tipo desde o inverno de 1943, durante a guerra!

Ela ajeita seus gigantescos óculos quadrados no rosto, encarando o xerife como num interrogatório.

— O quê?! Três mortos?! Hoje pela manhã?

— Sim, xerife, foi o que eu soube. Também fiquei sabendo que uma delas ainda respirava e conseguiu falar algo.

— Como você sabe de tudo isso, mulher?!

— Ora, como ousa? Nada acontece sem que eu saiba por estas bandas. Você, mais do que ninguém, deveria saber disso. Estou apenas lhe contando os fatos.

O xerife observa a população atrás, tão surpresa quanto ele. Larga um suspiro pesado, ergue seu chapéu com um toque.

— Tá legal, e quem são os mortos? Tem algum parente aqui? Onde eles estão?

— Eu fiquei sabendo, xerife, que os corpos ainda estão nos lugares das suas respectivas mortes, todas mulheres; uma está na floresta com Jones. Outra, debaixo da ponte, ao sul, aquela que cruza o rio, construída pelos militares durante a guerra; e a outra está na fazenda de Stanford. Mas se quer saber minha opinião, eu acho que foi Ingmar que matou as três!

— Ah, por favor, Donna! Não vamos fazer julgamentos precipitados aqui, oh, merda! Mas que merda!

Stone realmente está chocado com isso logo cedo, e todos aqueles rostos o encarando na porta da delegacia deixam-no ainda mais agoniado. Ele entra apressado na delegacia e pega sua prancheta. Daí sai e dispensa todo mundo para suas casas para ter espaço para fazer seu trabalho. Ele espera alguns minutos e os seus ajudantes Martin e Blum chegam. Então os despacha para as cenas dos crimes.

— Martin, você vai até a ponte. Aparentemente a Sra. Milboure permanece lá. Blum, você vai até Jones, o guarda florestal. E eu vou até a fazenda de Stanford. Beleza? Beleza! Vamos lá.

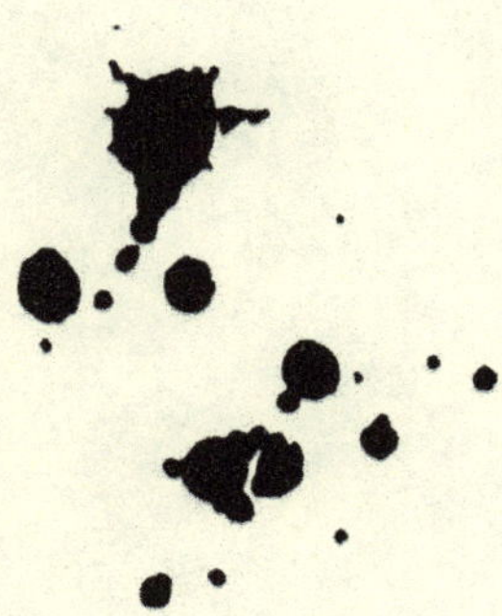

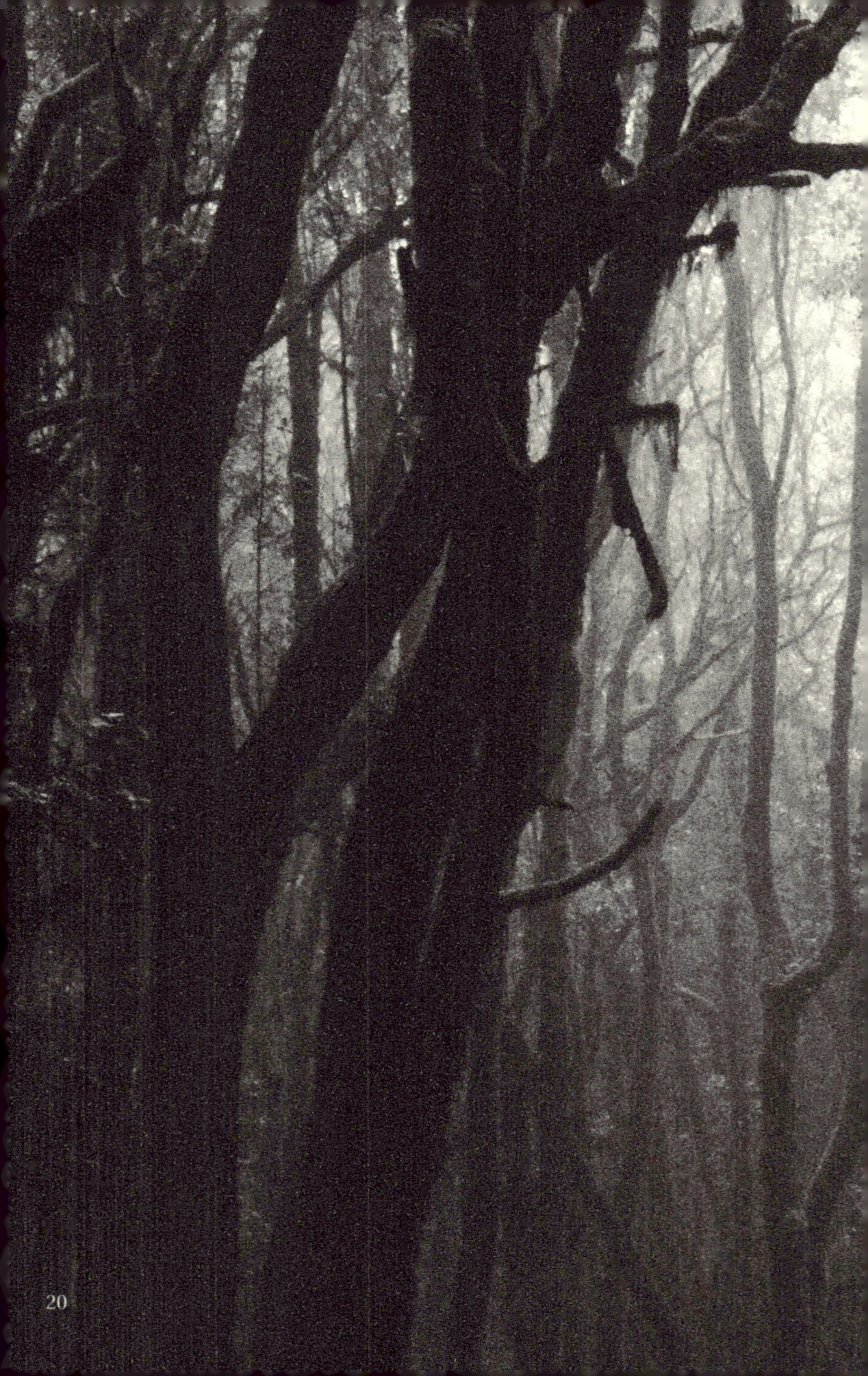

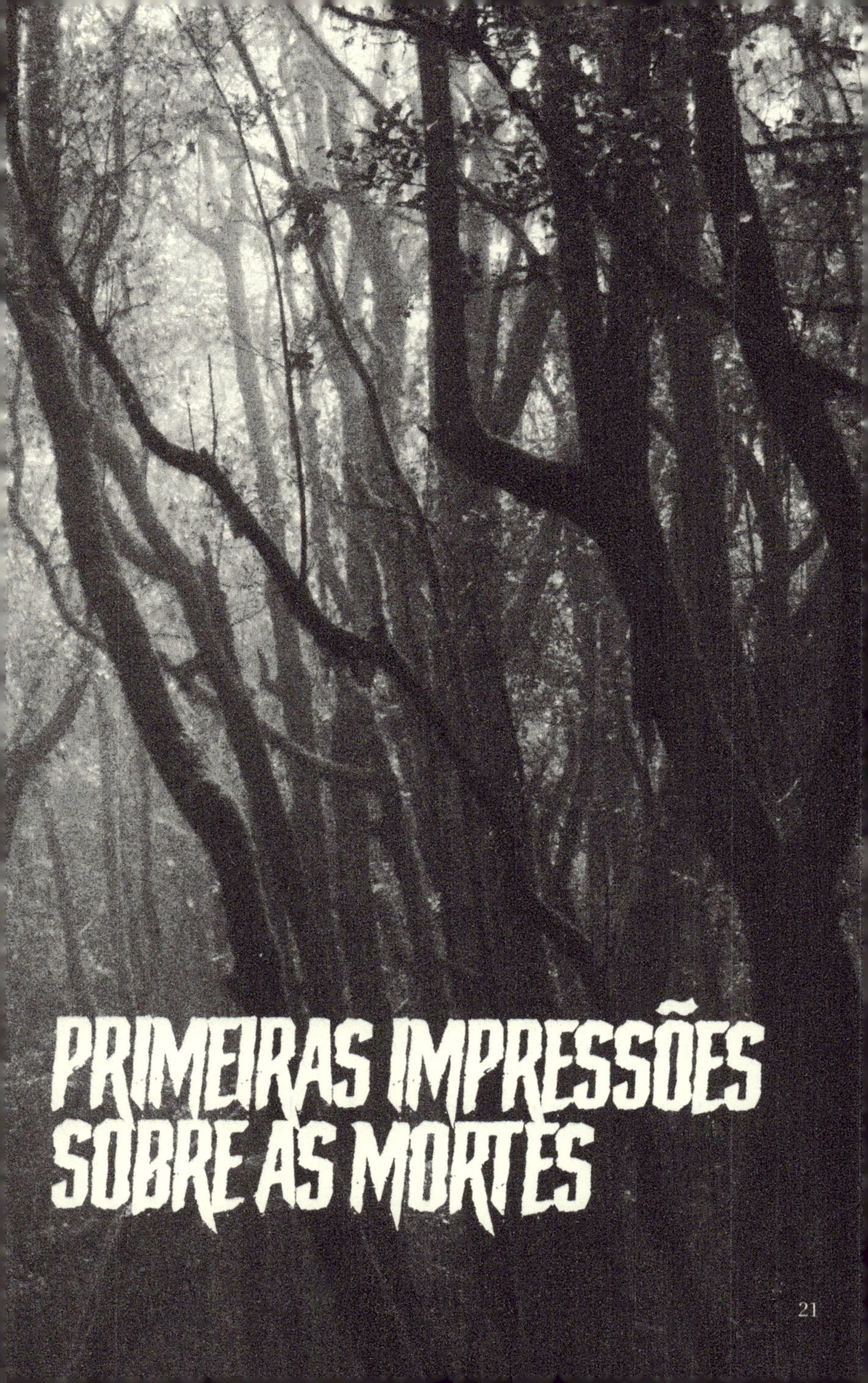

PRIMEIRAS IMPRESSÕES SOBRE AS MORTES

I

Stanford estava sentado em sua varanda. Como de costume, tomava seu café amargo com uma das mãos, e na outra segurava seu rifle de dois canos. Seus olhos selvagens e afiados observam a camionete de Stone se aproximar em suas terras.

Stone estaciona próximo da varanda, pega sua prancheta e sua espingarda de pressão, e Stanford sorri.

— Veja se não é o bom e velho xerife de mentira! Acertou quantas garrafas hoje?

— Só as que paguei pra sua mãe beber ontem à noite.

— Como é?

— Ah, por favor, Stan, cala a boca.

— Tudo bem, xerife, o que o traz nesta bela manhã a minhas terras? Algo incomum, eu me pergunto.

— Você é um velho muito perspicaz, Stan. Por acaso não achou um corpo apodrecendo em seu quintal hoje pela manhã? Olhos roxos, pele branca e mole, talvez com peixes saindo de dentro da barriga ou pela boca?

Stanford abaixa sua xícara de café e se levanta devagar. Aproxima-se do xerife e os dois se cumprimentam com um forte aperto de mãos. Stanford dá um toque em seu chapéu para baixo, e mostra o caminho para Stone.

Eles caminham pela grama molhada pela brisa matinal. Há ainda uma névoa pelas terras, um tipo de clima mórbido e melancólico descendo das colinas até os campos ao redor da fazenda. Ao se aproximarem das margens do rio, ambos veem o corpo da jovem estirado na terra. Uma cena triste, uma jovem tão bela, largada ali ao ar livre, naquela situação.

— É uma cena triste. Ela me parece familiar; como a encontrou?

— Eu a encontrei não faz muitas horas. Os cachorros se soltaram à noite e fizeram um alvoroço no galinheiro. Levantei para ajeitá-los no canil, e quando passei a lanterna pelo rio notei algo estranho boiando. Como pode ver, não era tão estranho assim, só alguém morto.

— Só alguém morto...

— Já vimos mais que isso, não é mesmo, Stone? A idade mudou você, velho amigo.

— Pode ter certeza que sim, e você assustadoramente se mantém frio desde que te conheci, Stan. Merda, isso vai dar uma dor de cabeça. Vou fazer as perguntas, você sabe quais, e então vê se não enrola, ainda tenho mais dois corpos para checar daqui a pouco.

— Como?

— Pois é, Stan, aparentemente não é "só alguém morto", são vários "alguéns". Mais duas mulheres foram mortas, uma na ponte ao leste e outra na floresta de Jones.

— Agora isso está interessante.

— É, muito interessante! E eu que vou me foder pra achar uma solução pra isso! Tá, foda-se: a que horas você encontrou o corpo?

— Eu diria que umas cinco da manhã, talvez um pouco depois. Eu a puxei com aquele pedaço de madeira ali, e a trouxe para a margem. Esperei até as seis horas e mandei meu garoto para sua delegacia; foi ele quem lhe contou, não?

— Não, quem me contou foi a metida da Donna Flor. Eu não vi seu garoto por lá.

— Maldita! Ela deve tê-lo visto esperando na delegacia e colheu as informações. Conhecendo o vagabundo do meu filho, provavelmente está chapado em algum lugar agora. Sério, Stone, aquela mulher é doentia.

— Eu sei, mas quem sou eu para julgar? Você não notou nada mais estranho quando viu o corpo, antes ou depois?

— Não, fiquei de vigia aqui na varanda até você chegar; se algo tivesse acontecido eu certamente teria visto.

— Tá bem, então acho que é isso, por enquanto. Mas já te adianto que você é parte disso agora, então não se assuste se eu voltar a fazer perguntas ou revistar a propriedade. Três mortos; não é algo em que posso simplesmente deixar passar algum mísero e pequeno detalhe.

— Tudo bem, eu já imaginava mesmo, e digo que vou colaborar. Investigue o que precisar, eu não ligo. Mas quem vai recolher esse corpo fedorento?

— Já comuniquei à perícia da cidade vizinha e eles já estão mandando aqueles pequenos doentinhos por corpos, devem chegar a qualquer momento.

Stone se despede e sai da propriedade de Stanford com muitas perguntas girando em sua cabeça. A brutalidade com que o corpo foi deixado, toda aquela bagunça em seu peito... Era algo que talvez Stone não estivesse preparado para enfrentar, não agora, em sua idade. A menina parecia não ser dali, usava alguns colares, parecia uma cigana. E não havia ciganos nas redondezas.

2

O corpo debaixo da ponte estava diferente, apenas um corte limpo na garganta, e devido à sua posição, parecia ter sido uma execução. Quando Stone chegou e avistou a Sra. Milboure, ela foi logo o abraçando e chorando.

Milboure nunca desistiria de uma oportunidade com o xerife. Ela era velha, mas continuava na ativa, e ele era quem ela realmente queria, desde que o perdeu para a esposa dele no baile da cidade muitas décadas atrás. Ele sabia disso e sua esposa também, mas ambos agora apenas viam a situação como uma piada, riam das cantadas que Milboure fazia para Stone enquanto jantavam, e de como ela insistia em sempre levar pães quentes e doações para a delegacia. Era uma velha insistente, devo dizer.

— Então, Sra. Milboure, me conte o que viu.

— Oh, xerife Stone, eu passeava com meu lindo cãozinho pela manhã. Veja bem, eu gosto de me manter em forma mesmo nessa idade, não estou certa?

— É, bem...

— E então, ao passar correndo por esta ponte, meu pequeno cãozinho começou a latir muito, muito alto, sabe? Meus delicados ouvidos quase estouraram, ele nunca latiu assim antes. Então eu fui pé por pé até a borda da ponte para ver o que meu cãozinho me arrastava para ver lá embaixo. Oh, Deus! Aquela pobre menina caída lá embaixo! E bem na hora um dos belos filhos de Ingmar, aquele mais cheio de músculos, sabe?, passava com sua moto por aqui. Então o avisei sobre o corpo e lhe disse para ir para a delegacia e lhe contar. E, veja só, aqui está você, um belo xerife fazendo seu trabalho, e fui eu quem o avisou.

— Verdade.

— Será que não mereço uma recompensa por isso, xerife Stone?

Ela se retorcia como uma cobra e falava melosamente perto do xerife. Ele já estava meio acanhado a essa altura, mas mantendo o perfil.

— Ora! Você por acaso quer tirar vantagem de uma morte para ganhar em cima, Sra. Milboure? Eu poderia prendê-la por isso.

— Talvez não seja tão ruim assim... ser presa por você...

Martin, que estava pouco atrás ouvindo tudo isso, está quase explodindo para rir ao ver que a Sra. Milboure está quase se esfregando em Stone.

Stone quase perde o foco da situação, então se recompõe e se afasta dela. Desce para baixo da ponte, num amontoado de pedras onde a outra menina está caída. Ele faz suas anotações e então se despede da Sra. Milboure e de Martin.

— Sra. Milboure, talvez lhe façamos mais perguntas. Tem uma equipe de peritos vindo aqui pra cidade, então, se possível, gostaria que colaborasse.

— Oh, mas é claro, xerife! Qualquer pergunta, eu terei o maior prazer de responder.

— Certo! Então até mais. Por ora pode ir para casa. Deixe que Martin resolva a situação por aqui.

— Você se importaria de me dar uma carona, xerife Stone? Veja bem, uma dama como eu, longe de casa em um frio desses!

— Você me disse que gosta de manter seu belo corpo, certo? Acho que não pretendo atrapalhar sua rotina de ida e volta pela manhã.

A Sra. Milboure morde seus lábios, e Stone suspira e sai dali o mais rápido que pode. "Que mulher maluca!", ele pensa, e também em sua mente já descreve toda a situação para sua esposa, no jantar, e se imagina rindo de toda aquela conversa.

Mas, por outro lado, pobre Sra. Milboure! Por mais maluca que seja, é invejável como, mesmo depois de tantos anos, não desistiu de seu objetivo.

3

Jones estava sentado ao lado do terceiro corpo, em um banquinho de madeira rústico. Ele era um cara bem carismático. Vivia fumando seu cachimbo. Suas expressões dóceis na maioria das vezes contrastavam com suas atitudes. Já foi constantemente preso na delegacia, por brigas no bar ou na rua. Ele era um gigante. Durante a guerra foi um rastreador, e isso lhe garantiu um emprego na guarda florestal da cidade quando voltou para casa. Quando sóbrio era calmo e gentil, mas bêbado se tornava uma espécie de animal incompreensível e violento. Nunca se casou ou teve filhos. Nem mesmo aparece pela cidade, exceto algumas vezes para comprar suprimentos, e desde que parou de beber se isolou nessa floresta.

Quando viu Stone, logo correu para lhe dar um forte abraço e lhe ofereceu um banco, que colocou ao lado do corpo. Também lhe trouxe uma xícara de café e um charuto cortado. Ele via em Stone um grande amigo, e um grande mentor também.

— Eu sabia que viria, Sr. Stone, então lhe preparei esse café. Beba. Tem um charuto também, eu sei que o senhor gosta.

— Muito obrigado, Jones.

Stone coloca o charuto no outro bolso de seu colete e pega a xícara de café, que ainda estava esfumaçando aquele aroma levemente amargo, de um café que somente Jones conseguiria fazer com perfeição. Quando comentava sobre isso com sua esposa, até mesmo ela admitia derrota em fazer um bom café; jamais saberemos como ele consegue tal feito.

— Então, meu caro amigo Jones, me conte o que aconteceu aqui.

— Eu estava terminando minha patrulha lá pelas seis horas da manhã, talvez um pouco antes, e escutei um grito vindo da floresta. Parecia de uma pessoa, então vim correndo para ver o que era, e a encontrei. Como pode ver, tem vários cortes em sua barriga, braços e pernas. Ainda estava viva quando a encontrei, e tremia pelo frio e pela dor. Olhei ao redor, e pelo que notei ela parecia ter caminhado tudo isso sozinha, desde a cerca noroeste, e me impressiona como ela aguentou. Claro, já vi ferimentos piores em minha vida, mas fazia tempo que não via algo assim; não por estas bandas.

— Ela conseguiu falar algo?

— Sim. Veja aqui, eu anotei para o Senhor. "Mantys".

— "Mantys"?

Algumas folhas caem das árvores. Stone se levanta e indaga sobre aquilo.

— Deve ser um macaco — diz Jones.

— Um macaco?!

— Sim, senhor Stone. Recentemente vi um por essas árvores, e me pergunto de onde veio.

— Inacreditável!

— Bom, realmente é estranho um macaco por estas florestas. Mas, continuando, sobre o tal nome, também não sei o que significa. Pensei que fosse algum código ou sei lá, mas não é nada disso. Parece só um nome pra mim.

— Certo. Muito obrigado, Jones. E seu café está ótimo.

— Eu que agradeço ao senhor por tudo o que fez por mim.

— Não me agradeça, garoto, você mereceu. Talvez a gente volte a fazer algumas perguntas, então, se puder colaborar...

— Sem problema, Sr. Stone, sem problema.

— Certo, então. Alguns peritos estão chegando da cidade grande, não deve demorar muito agora. Se cuide.

Stone está se aproximando de sua bela camionete quando Blum chega correndo em sua direção.

— Meu Deus, o que foi agora?!

— Um urso, xerife.

— Quê?!

— Avistaram um urso caminhando próximo da delegacia! Disseram que ele parecia triste...

— Mas que merda é essa?!

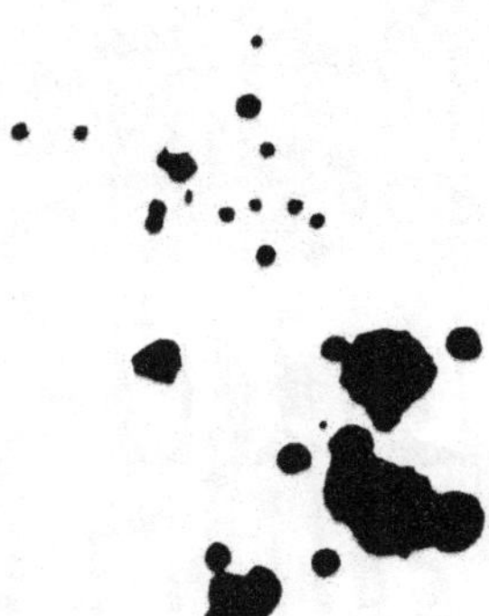

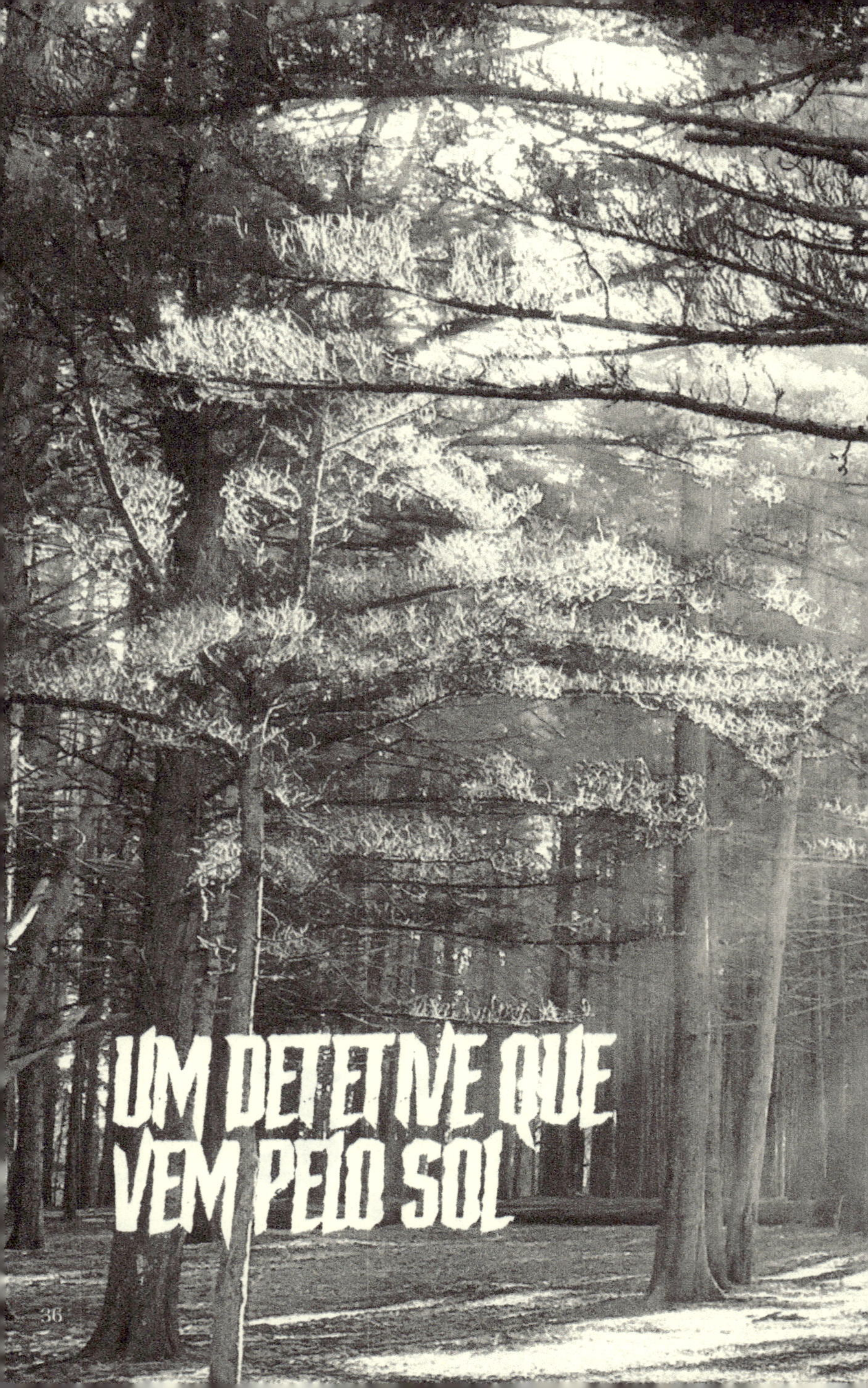

UM DETETIVE QUE VEM PELO SOL

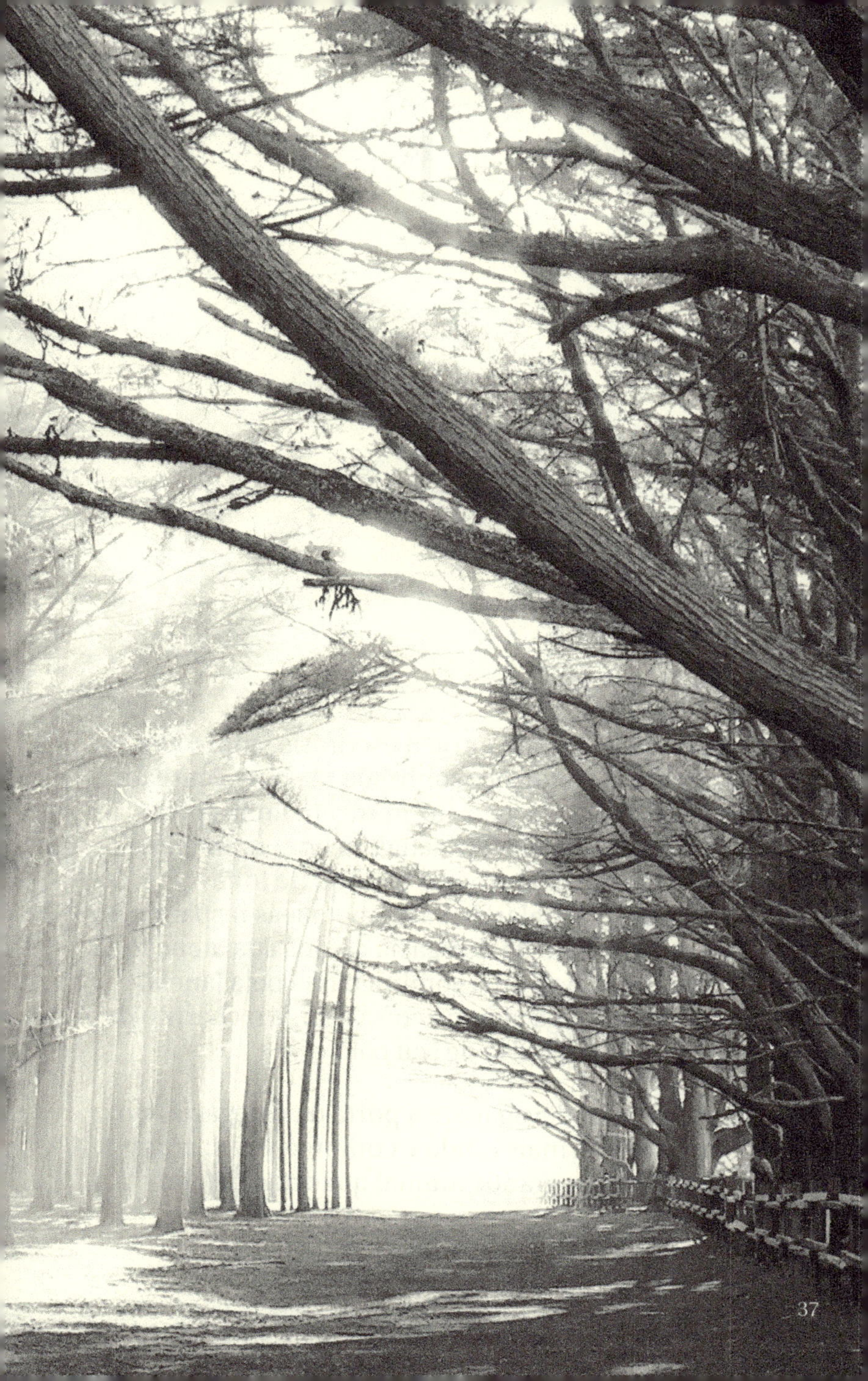

I

No dia seguinte...

Stone está sentado em seu escritório, com todos os papéis das anotações sobre sua mesa. O ventilador no teto gira devagar, a luz entra em linhas pela persiana na janela. Ele acha um bom momento para tragar o charuto que ganhou de Jones. Contudo, o estralar de patas metálicas raspando no asfalto próximo da delegacia chama sua atenção. Logo atrás de si, uma sombra passa pela janela. Stone resmunga alguma coisa e larga o charuto de volta no outro bolso de seu colete.

Ele caminha devagar até a porta da delegacia, e o som se torna mais nítido e compreensível: eram passos de um grande animal quadrúpede, um cavalo branco que vinha pela rua calmamente. As pessoas que moram próximo dali observam aquela cena pelas suas janelas. Um cavaleiro cavalgando um cavalo branco, com o sol alto em suas costas. Era por volta do meio-dia.

Ele para em frente ao xerife e o encara em silêncio, com um ar de glamour.

— Bom dia, xerife Stone!

— Quem diabos é você?

O cavaleiro, esperando essa oportuna pergunta, pula do cavalo e bate sua bota no chão. Ele veste roupas extravagantes, calças escuras combinando com sua camisa social meio aberta, branca, apresentando seu peito estufado. Sobre a camisa tem uma jaqueta feminina vermelha repleta de penugens ao redor do pescoço, caídas para os lados. Em sua cabeça um chapéu de vaqueiro gigante, preto, com adornos dourados que combinavam com seu bigode enrolado. Ele carrega em sua cintura um coldre com dois revólveres Magnum.

Se isso fosse um quadrinho, ele com certeza seria o protagonista. Parece que ele passou em uma loja de fantasias de faroeste e comprou tudo o que achou mais bonito.

— Eu, meu caro senhor xerife Stone, comandante destas terras desoladas, venho em paz para o auxiliar nessa investigação, que me parece certamente peculiar. Me chamo Pierre LeBoileau. Mas o senhor pode simplesmente me chamar de detetive Pierre. Com um acento no "é".

Arrasta sua língua para que os dois "erres" soem com certa gravidade romântica.

— Suma da minha frente, seu pedaço de merda industrializada, não quero ninguém do seu tipo xeretando por aqui.

Stone entra na delegacia e fecha a porta com violência, mas ela para na metade, pois Pierre a segura.

— Temo, senhor xerife, que esta carta lhe explique a situação corretamente. Eu faço parte do FBI, e estamos pegando o caso do senhor, ou seja, agora nossos papéis se invertem, e o senhor passa a ser meu auxiliar nesta situação. Claro, isso é um grandessíssimo infortúnio. Não quero desrespeitá-lo de forma alguma, e podemos colaborar para o bem da conclusão deste caso.

Stone sabe que não tem como evitar aquilo. Nem que explodisse os miolos desse detetive metido a besta e extravagante conseguiria impedir o FBI de pegar o seu caso. Apenas mandariam outro logo em seguida. Ele range os dentes e o deixa entrar.

Pierre adentra seu escritório batendo com uma das mãos no ombro para retirar algumas partículas de poeira. Stone vê isso e quase tem um ataque de raiva por dentro, contendo-se para não fazer nenhuma besteira ali.

— Os peritos já devem ter chegado. Então, se tiver alguma pergunta, vá falar com eles — murmura Stone.

— Eu sei disso, meu caro colega, eu vim com eles. Agora, se me dá licença, eu gostaria de lhe apresentar minha ideia de como conduzir essa investigação.

— Meu Deus do céu...

Stone suspira e cruza os braços enquanto olha para o relógio e escuta aquele merdinha irritante da cidade.

— Bom, começando pelos mortos, obviamente. Afinal, sem eles não teríamos investigação, não estou certo? Como vim com os peritos, consegui observar os corpos no estado em que foram deixados pelo assassino.

— "Pelo assassino"?

— Sim, chegarei lá, xerife, só um momento. Agora é quase uma hora da tarde, e consegui observar os corpos por umas quatro horas desde que cheguei, assim como os cenários desses homicídios. Percebi que tiveram mortes comuns, simples. Porém o que me intrigou, e acredito que também ao senhor, é o motivo de as três terem sido assassinadas praticamente ao mesmo horário, em lugares diferentes, e como ocorreu, certo? Bem, a moça da fazenda de Stanford morreu de forma brutal. Eu chequei algumas ferramentas que possivelmente foram usadas, e tenho quase certeza de que foi um machado ou algo rústico desse nível, um machado sem fio, vale dizer, pois os cortes são grossos e sujos, rasgam seu peito de forma seca e visceral. Tenho quase certeza de que vi um pedaço de seu pulmão na grama... E então, após morta, é jogada ao rio. Agora a segunda morte, na ponte ao sul. Claramente uma execução, um corte limpo por uma lâmina muito bem afiada em sua garganta. O corte é preciso e vem do lado esquerdo para a direita; profissional, eu diria. Então imagino que tenha sido um bisturi, ou uma faca pequena muito bem afiada. Depois de morta ela é jogada pela ponte, mas de alguma forma fica presa nas pedras. Então vamos para a terceira morte, a menina que ainda estava viva quando encontrada. Ela está repleta de cortes pelo corpo, profundos, feitos com algo pontiagudo, não como a faca anterior, mas algo diferente, como um pequeno canivete borboleta. A dimensão da lâmina é menor — se fosse uma faca de cozinha ou outro tipo, o corte seria mais largo. Agora explicarei meu conceito sobre as três mortes e o que as conecta. Tudo se conecta na ponte, veja bem. O rio segue para a fazenda de Stanford. Então a menina foi trucidada e lançada pela ponte primeiro, caiu no rio e a correnteza a levou, sendo encontrada por Stanford lá pelas cinco e pouco da manhã, como ele disse. Então a segunda vítima, após ver a menina ser morta, tentou fugir. Pelas marcas em seus pulsos, ela estava amarrada, e pelos seus olhos assustados ela morreu rapidamente após ver a morte anterior. Deduzo que o assassino a segurou e cortou sua garganta, então a empurrou para fora da ponte, mas ela caiu sobre as pedras. Talvez ele quisesse dessa forma, talvez não. A terceira morte é mais curiosa, pois ela conseguiu escapar. Então ela estava na fila de espera do assassino, e enquanto via a segunda ser executada, conseguiu uma brecha para correr. Fugiu para a floresta e deu a volta, tentando despistar. Entrou por uma cerca a noroeste, e nisso rasgou suas calças, cortando as pernas ao pular por cima. Então correu pela floresta, mas de alguma forma foi encontrada pelo assassino, que a apunhalou diversas vezes na barriga enquanto ela gritava. Nesse ponto, a luz do guarda deve ter sido ligada em direção ao grito, e o assassino escapou como uma sombra. Mas não havia rastros de uma segunda pessoa na cena da terceira morte, apenas de Jones e da menina morta. Não rastros visíveis, eu digo. Quando analisei um pouco mais do terreno, logo percebi que até mesmo eu poderia tê-la matado sem deixar rastros — claro, deixando minhas habilidades incríveis de lado. Pois a floresta é quase repleta de troncos e galhos velhos e grandes espalhados ao derredor. Pesquisei um pouco mais da história desta cidade e descobri que antes de Jones voltar da guerra e conseguir seu emprego, essa floresta estava sendo derrubada, e claramente não conseguiram os papéis necessários para continuar, ainda mais com alguém daquele tamanho cuidando dela por todos esses anos. Mas onde a terceira vítima morreu havia muitos troncos ao redor, ou seja, o assassino correu por cima deles e então pulou nela e a matou. Com mais cuidado, eu e Jones chegamos a algumas observações; havia duas pegadas de número maior ao lado do corpo, que se arrastavam como se tivesse caído, ou tentando nos despistar. Mas depois desapareceram, e, voltando alguns metros atrás, próximo da cerca, vimos mais algumas pegadas que iam até os troncos. Ou seja, alguém a perseguiu, a encontrou e a matou. Mas depois desapareceu no ar. Nisso declaro que eu tenho uma pequena teoria se formando em minha mente. Um único assassino fez isso, matou três meninas de três formas diferentes para que parecesse apenas coincidência. Os horários batem, cada testemunha achou o corpo de uma forma. É um álibi muito bom, e isso por si só já fecharia o caso. E elas não pertencem a esta cidade: as três têm correntes ou pulseiras que indicam serem ciganas, e aqui não tem ciganos. E o nome "Mantys" deixa claro que ela o conhecia, e provavelmente as outras também. Então, xerife, temos um nome e três mortes conectadas. Temos aqui um *serial killer* muito abusado, que está prestes a ser pego. Ou alguém cobrando dívidas antigas.

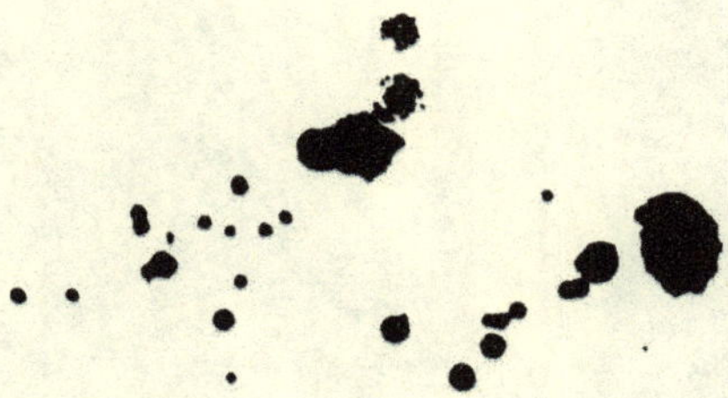

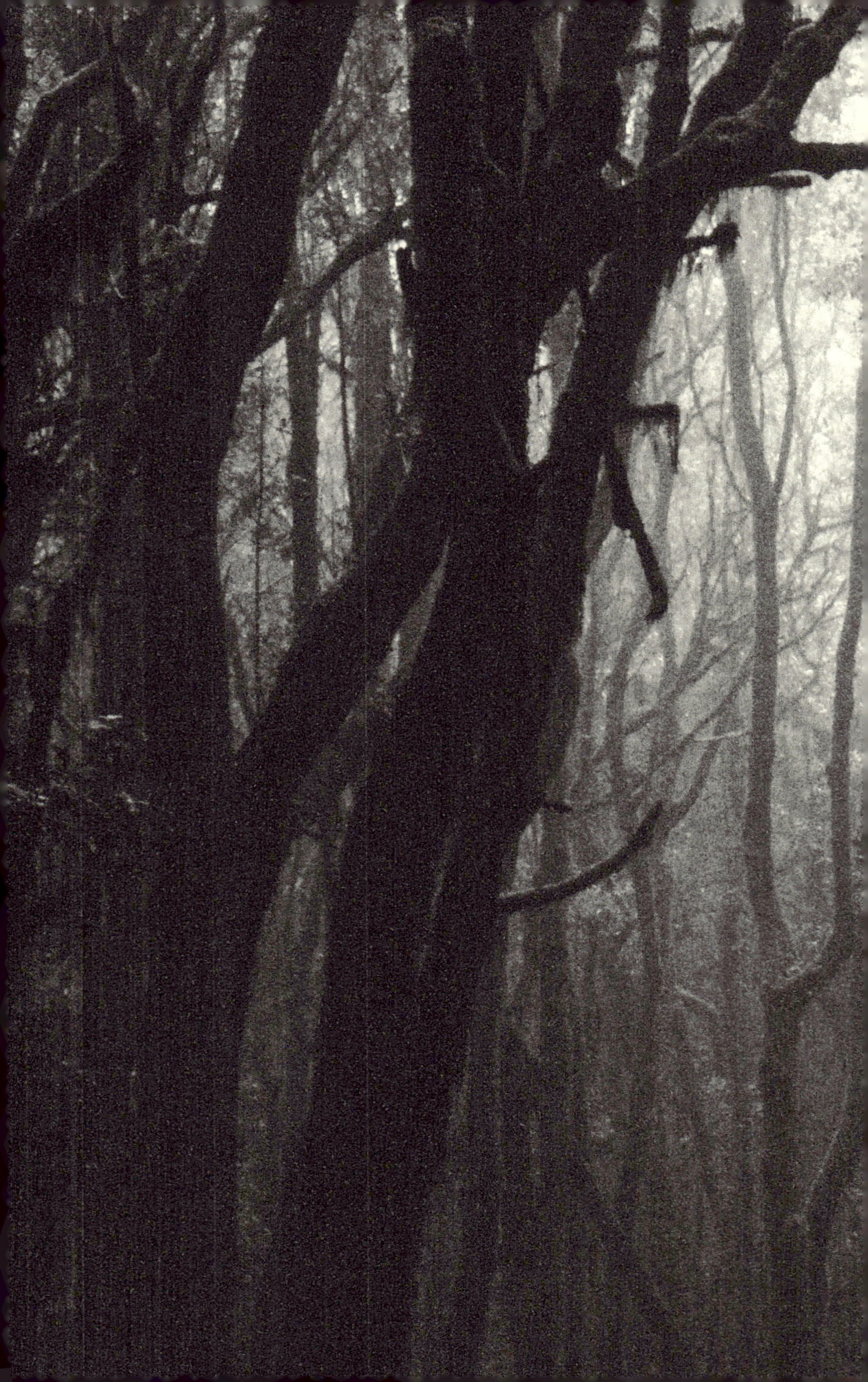

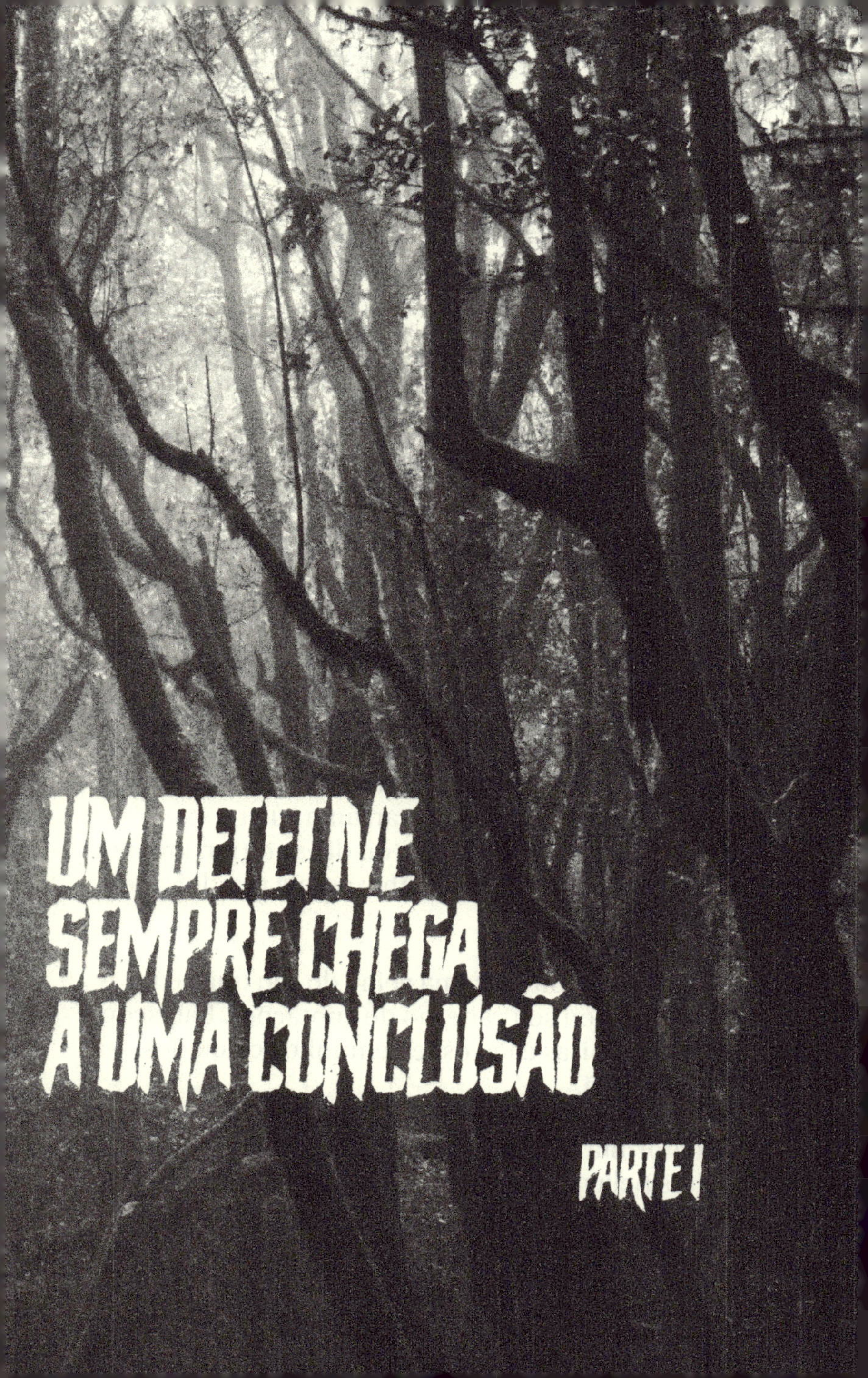

UM DETETIVE SEMPRE CHEGA A UMA CONCLUSÃO

PARTE I

I

Pierre se levanta pela manhã, caminha direto para o banheiro e se olha no espelho, com seu bigode baixo como de um motoqueiro, seus olhos cansados, seus cabelos bagunçados. Ele se ajeita, toma uns goles de bebida, arruma sua roupa novamente, o mesmo traje do dia anterior. Prepara um carregado café da manhã; comia por dois, pelo menos.

Então se sentou na cama velha do seu quarto no hotel e pegou seu caderno de anotações. Rabiscou algumas coisas e leu os testemunhos coletados pela manhã.

"Eu dormia e então acordei com os cachorros soltos pela madrugada." — Stanford.

"Eu terminava minha patrulha pela madrugada quando escutei um grito na floresta." — Jones.

"Eu fazia minha caminhada matinal, então meu cãozinho latiu para algo e descobri um corpo." — Sra. Milboure.

Ele tenta imitar a voz da Sra. Milboure como uma patricinha com mais de cinquenta anos, e acaba caindo na gargalhada.

— Diabos, eu comeria essa safadinha... Bom, acho que está na hora dos interrogatórios.

Pierre faz uma chamada para Stone, e então vai até o escritório da delegacia, que ficava literalmente a uns dez passos da porta do hotel em que estava. Enquanto caminha ele pode sentir o olhar insano da tal Donna Flor pela janela da floricultura. Ele quase jurou ter visto um caderninho em suas mãos por um relance. "Que cidade maluca!", ele pensou, então deu um toque em seu chapéu, estufou o peito e entrou na delegacia com seu sorriso largo.

Mas antes de entrar, um menino o para por um momento, entrega um panfleto e sai. Pierre estica seus braços para a frente e observa o papel amarelado. Era um aviso de que um urso do circo estava desaparecido. Pierre, dentro de sua mente, destrava mais um enigma para esse mistério, e seus lábios finos formam um sorriso pequeno e satisfatório. Ele com certeza sabia de algo.

— Bom dia, xerife!

— Vai *tomá* no cu.

— Então, empolgado para o interrogatório?

— Mais empolgado, impossível! Vamos acabar logo isso.

— Você está filmando isso? E todos chegaram, como eu pedi?

— Sim, aqui está a câmera; satisfeito? E todos chegaram, como você pediu, em horários diferentes, colocados em salas diferentes, e serão trazidos sem que nenhum saiba do outro.

— Perfeito! Ah, e, xerife, não precisa ser tão rabugento. Estou aqui para ajudar, mas, mais que tudo, para enaltecer meu ego e minha fama, então quero fazer tudo do jeito mais perfeito possível para que...

— Eu não ligo pra sua história de vida ou motivações, beleza? Faça o interrogatório, a gente conecta os pontos, achamos o culpado e você cai fora da minha cidade, para que eu possa voltar a ter meus dias tranquilos novamente.

— Dois dias e vocês já enlouqueceram, imagine se morassem na cidade grande! Pessoas mortas assim é uma quarta-feira calma.

— Foda-se!

Stone se levanta e acena para Carmene, sua secretária. Ela desliga as luzes, traz quatro pessoas para a sala, e as acompanha para se sentarem em quatro cadeiras preparadas. Das sombras, apenas um ponto vermelho da câmera ligada está visível, e a voz desconhecida para eles, de Pierre, inicia o interrogatório.

— Bom, vocês quatro foram trazidos aqui para um interrogatório de rotina. Devem estar se perguntando sobre esse drama todo, e eu gosto de um bom drama. Devo lembrar-lhes de que apenas um de vocês me conhece, os outros dois, não. Devo também avisar que a pessoa que me conhece é a pessoa que eu desconfio que tenha cometido os crimes; ou seja, essa pessoa terá que me convencer de que não os cometeu aqui e agora. Não vou falar quem é, pois você sabe, e que fique assim. Então, antes de começar, vou fornecer alguns detalhes sobre o ocorrido. Três meninas foram mortas de três formas diferentes em três horários diferentes. Um quebra-cabeça, eu diria, mas um bem fácil; já lidei com mais difíceis, acredite. Portanto, como eu disse, eu já resolvi este caso, mas estou confirmando tudo e comprovando. Pois detetives não podem simplesmente apresentar suas deduções, mas têm de ter provas, e essa é a parte chata. Mas, sem enrolar, vamos começar.

Uma luz em forma de cone desce por cada suspeito, em sua vez de fala.

STANFORD

— Bom, dia Sr. Stanford.

— Bom dia. É... você realmente sabe quem matou elas?

— Definitivamente! Agora responda às minhas perguntas com sinceridade.

— Tudo bem.

— Quando você acordou pela madrugada, por qual motivo foi?

— Como eu já disse, meus cachorros se soltaram e começaram a fazer bagunça no galinheiro.

— E você foi lá para acalmá-los, certo?

— Isso mesmo.

— Então, o que mais?

— Estava escuro, e eu levei minha lanterna. Quando estava amarrando os cachorros, por um movimento com a mão eu mirei a luz para o rio, e avistei algo estranho boiando.

— Aham...

— Fui até lá e vi que era um corpo. Então o puxei com um pedaço de madeira até a borda, acordei meu filho e lhe mandei avisar o xerife. Então fiquei de guarda até ele chegar, caso mais alguma coisa acontecesse naquela noite.

— Beleza. E o que você sentiu ao ver o corpo?

— Como assim?

— Sentiu nojo, dó, raiva... o que sentiu?

— Eu não senti nada. É apenas um corpo, na guerra eu vi muito mais que isso.

— Entendo; então, o que te levaria a matar as três?

— Mas eu não as matei!

— Claro que matou! Você é um veterano, é rico, mas é preconceituoso. Eu andei pesquisando e tive algumas fontes de fofocas por aqui que me deram muitos detalhes. Você é racista, é teimoso e é um cínico violento. E elas são ciganas — você tem uma rixa com ciganos, não é mesmo?

— Mas isso há muito tempo atrás! Eu jamais as mataria! Nem seria possível. Elas morreram em lugares diferentes, e eu sou um velho que não consegue sequer correr, nem teria a força para perseguir ou estraçalhar um corpo como aquele em minhas terras.

— Certo, muito bem. Você comprovou seu ponto, e devo avisar que encontrei seu filho chapado em um carro ontem quando vinha pra cá.

— Eu sabia!

JONES

— Então, Jones. Se você as tivesse matado, como teria feito tudo isso?

— Oh, não, eu jamais faria tal coisa! Desde que parei de beber eu tenho sido uma boa pessoa; deixei meu passado para trás.

— É, eu andei pesquisando sobre você também. Extremamente violento, extremamente ágil e forte. Era um rastreador durante a guerra, treinado para perseguir e exterminar dentro da selva africana. Aqui na cidade causou muitos problemas. Eu me pergunto o que o motivou a matar essas três meninas indefesas.

Pierre sai parcialmente das sombras, o suficiente para acender o charuto que pegou de Stone, o mesmo que Jones lhe havia dado. Seu chapéu negro reluz com os adornos dourados por instantes. Alguém se mexe na cadeira, um arrastar de pés para trás, em modo defensivo. Suas provas começam a se entregar por conta própria, e ele se deleita com esse momento.

— Mas, senhor, eu não as mataria, confie em mim. Desde que parei de beber eu tenho sido muito diferente de quem eu era, não sou mais alguém ruim.

— Certo. Vamos para o próximo, então. Mas devo dizer que você é meu atual suspeito número um.

SRA. MILBOURE

— Bom dia, Sra. Milboure.

— Oh, bom dia, senhor detetive! Estou muito empolgada em responder às suas perguntas.

— Mas isso é ótimo! Você gostaria de nos contar sua versão?

— Novamente, e com prontidão, senhor detetive. Eu passeava com meu cãozinho pela manhã, bem cedinho mesmo, pois, sabe, eu gosto de manter minha forma física. Mesmo com minha idade, meu corpo é uma escultura delicada que gosto de manter moldada.

— Com certeza é, senhora Milboure. Com certeza é. Diga-me, fora do interrogatório agora, ainda está na ativa? Se me permite perguntar.

— Ora, senhor detetive! Mas que ousado de sua parte! Eu adoraria ter uma conversa com você depois disso tudo.

— Mas é claro! Agora, voltando, você viu o corpo e o que sentiu? Medo, aflição, choque?

— Ora, nada desse tipo. Claro, senti pena delas, eram tão lindas! Mas eu fui médica no passado, e também ajudei mais para o final da guerra, e apenas me trouxe lembranças daquele tempo. E antes que pergunte, eu jamais seria capaz de cometer esses crimes. Veja bem, minha pele delicada, meu corpo belo e magnífico, eu não o sujaria de sangue novamente, e também não ousaria me permitir causar danos a ele. Matar alguém traz estresse psicológico, afeta sua mente, e acima de tudo seu corpo. Ele sente que fez algo errado e então se machuca e perde a beleza.

— Então você já matou alguém?

— Mas é claro! Quando um de seus pacientes está com um buraco do tamanho de um punho fechado em sua barriga, sangrando sem parar, implorando-lhe para que aplique morfina em seu sangue para que possa parar de sofrer e morrer em paz. É isso que fazíamos naquela época, mas quando percebi que minha beleza estava sofrendo por ver toda aquela dor, e minhas mãos sujas por fazerem coisas horríveis, eu deixei o hospital e vim para cá.

E desde então meu único objetivo é ter um belo e saudável corpo, e viver em completa harmonia.

Pierre se aproxima mais e suas roupas extravagantes aparecem na luz, as penugens sobre a jaqueta rosa. Ele nota então que algumas linhas de preocupação aparecem na testa da doce Milboure, sua garganta solta um pequeno chiado de ar, como que perdendo a respiração por uma quase invisível fração de segundo. Ela lambe os lábios e faz uma cara de inocente, recompondo-se.

— Muito bem, senhora Milboure.

Ele traga o charuto e solta a fumaça.

O FILHO DE INGMAR

Quando o filho de Ingmar é apresentado pela luz, novamente um som vem de uma das cadeiras. Alguém que se aperta no assento, que se contorce com o inesperado. Alguém que certamente sabe de algo. O filho de Ingmar está com uma faixa em uma das mãos, tem alguns aranhões no pescoço, aranhões finos e pequenos, próximos de suas tatuagens.

— Muito bem, meu último suspeito. Quero falar com você a sós; o restante pode sair, um por um, devagar.

Sem entender, eles se demoram um pouco e se vão pela porta, cochichando. Nervosos. Depois que todos saem, eles acendem as luzes novamente, e

Stone estava com uma folha de anotações cheia. Pierre está no fim de seu charuto e o coloca sobre a mesa. Agora os dois olham para o garoto musculoso sentado no centro da sala.

Pierre se vira para Stone e dá uma pausa na filmagem.

— Você está acompanhando a linha aqui, certo?

— Acha que sou burro?

— Certamente que não! Muito bem, como já resolvi esse mistério, vou lhe contar uma parte dele, e então a gente vai finalizá-lo depois. Com as provas, o caso estará encerrado à noite.

— Como pretende fazer isso?

— Observe.

Pierre tira a jaqueta e arremanga a camisa. E brutalmente desfere um soco violento na barriga do garoto. Ele cai no chão, com lágrimas nos olhos.

— Ora, por favor! Não chore, você é um adulto já. Me diga, por que fez aquilo?!

O garoto ainda está chorando no chão, e Pierre então chuta a sua barriga com ainda mais força. O pobre coitado estremece no chão. Stone se levanta e se aproxima, para se certificar de que aquilo não vá longe demais.

— Você vai confessar?! Me diga! Vai confessar que ajudou o assassino a matar aquelas meninas?! Você deve estar se perguntando agora: "Ah, mas como ele sabe? Como ele descobriu?" Ligue a câmera, xerife Stone, por favor.

Ela é ligada, e então Pierre levanta o garoto e o coloca sentado na cadeira, ajeita seus cabelos e dá dois tapinhas no seu rosto, suavemente. O coitado ainda está assustado, com os olhos arregalados.

— Você sabe como eu soube sobre você?

— N-Não...

— Deixa eu te contar, então, como eu descobri. Na verdade, foi bem simples. Ouvi algumas histórias por aí, de algumas fontes, que você é um jovem bem safadinho, mulherengo, gosta de uma baderna e de mexer com as moças. Você é jovem, bonito, forte, e consegue sempre o que quer com elas. Porém, ultimamente você está envolvido secretamente com alguém um pouco mais velho. Eu falei com seu pai se havia alguma entrega para ser feita antes das cinco horas da manhã no dia do crime, mas, adivinha, ele me disse que as entregas começam apenas às dez horas. Assim a carne chega fresca às casas e já é preparada pelas donas para o almoço. Então, nesse dia seu pai viu você saindo mais cedo que o normal, às quatro da manhã. Vamos manter nesse ponto agora. Pouco antes das quatro, a Donna Flor ouviu algum tipo de ruído na frente da delegacia. Sabe lá Deus como ela conseguiu escutar; ela disse que olhou pela janela e viu alguém parado na sombra, mas como ela disse que estava muito cansada, voltou a deitar. Mais tarde, mais ruídos, e mais tarde ainda, mais ruídos. Na terceira vez ela se levantou e foi checar, e encontrou o filho de Stanford fumando seu cigarro. Nisso ela aproveitou para conseguir as informações que depois repassou para o xerife. Quando voltou para casa, recebeu uma ligação de Jones. Ele é muito recluso para sair de sua floresta, então ele avisou sobre o corpo na floresta. E assim Donna Flor percebeu que algo errado estava acontecendo. Então as ordens não batem. Você jamais apareceu aqui para contar sobre o segundo corpo. Quem viu foi o filho de Stanford, que passou pela ponte e viu a menina lá embaixo.

— Espere, você está dizendo então que...

— Sim, xerife Stone, eu me enganei a princípio, são dois assassinos. Mas esse garoto aqui certamente matou duas delas, e suponho que tenha sido a primeira e a terceira. Você e o assassino a princípio pensavam apenas em executá-las e jogá-las no rio. A correnteza as levaria para um canal, e então para o mar, que não fica muito longe, e jamais saberíamos disso tudo. Mas algo deu errado, você discutiu com o assassino e se empolgou em matar a primeira vítima, creio que por motivos emocionais. Raiva, fúria e descontentamento, o suficiente para abrir o peito dela com brutalidade espontânea. Então a segunda, vendo a situação, tentou correr, mas foi agarrada e executada pelo seu cúmplice, com um corte preciso na garganta, e então jogada no rio também, mas acabou caindo nas pedras. A terceira, a essa altura, já estava correndo, e foi aí que você saiu também. Você correu pelos troncos, pulou nela quando ela parou pelos sangramentos nas pernas e a matou. Ela gritou e Jones iluminou a área. Você subiu na árvore e continuou nela até o xerife chegar e checar o corpo, e quando Jones saiu para devolver a xícara de café vazia na guarita você pulou e foi embora. Quando as folhas caíram, você resvalou, cortando com alguns galhos seu pescoço e sua mão, que está enfaixada.

— Eu sabia que não podia ter sido um macaco! Você estava lá em cima todo aquele tempo?!

Stone olha para Pierre. Ainda falta alguém nisso tudo.

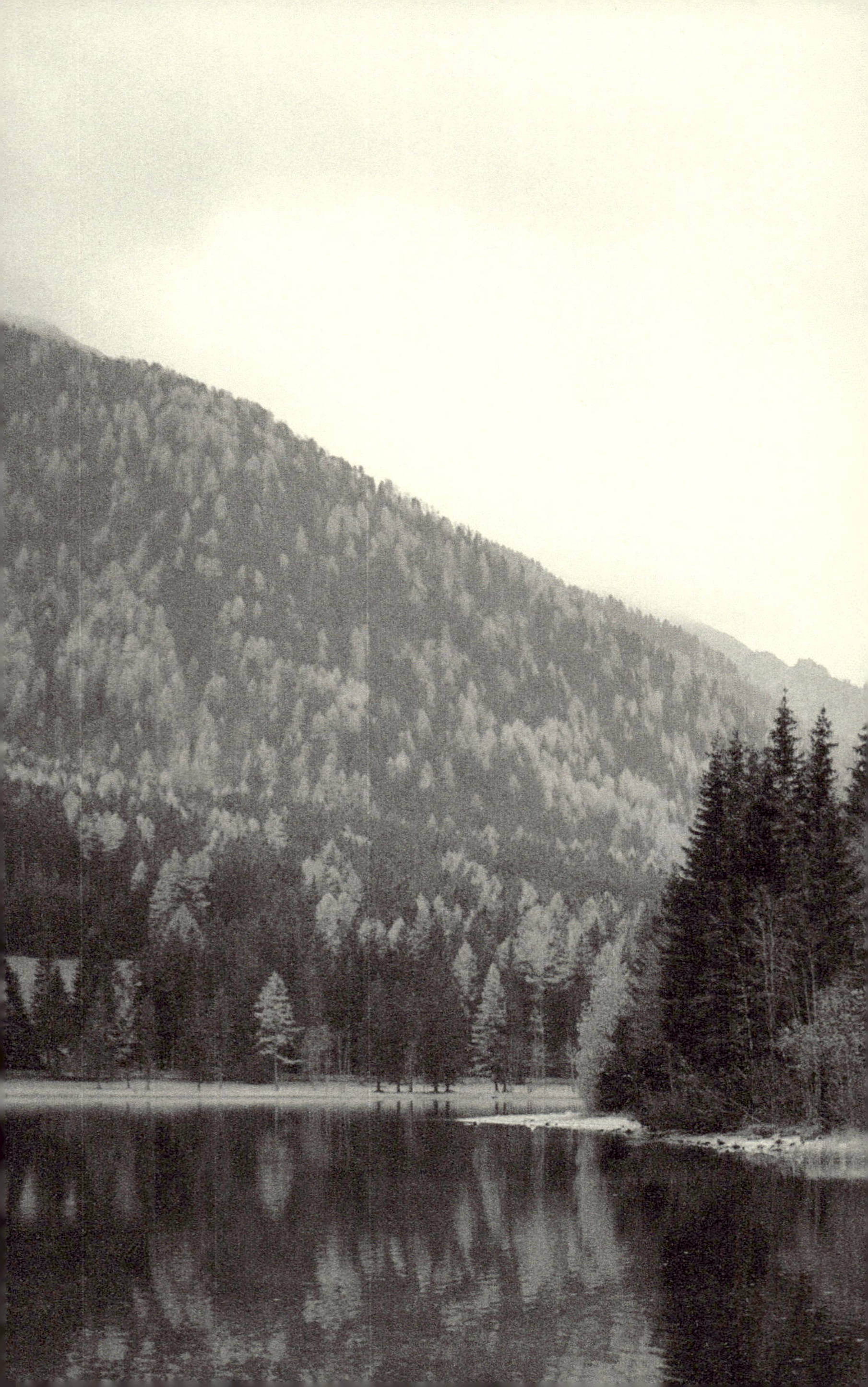

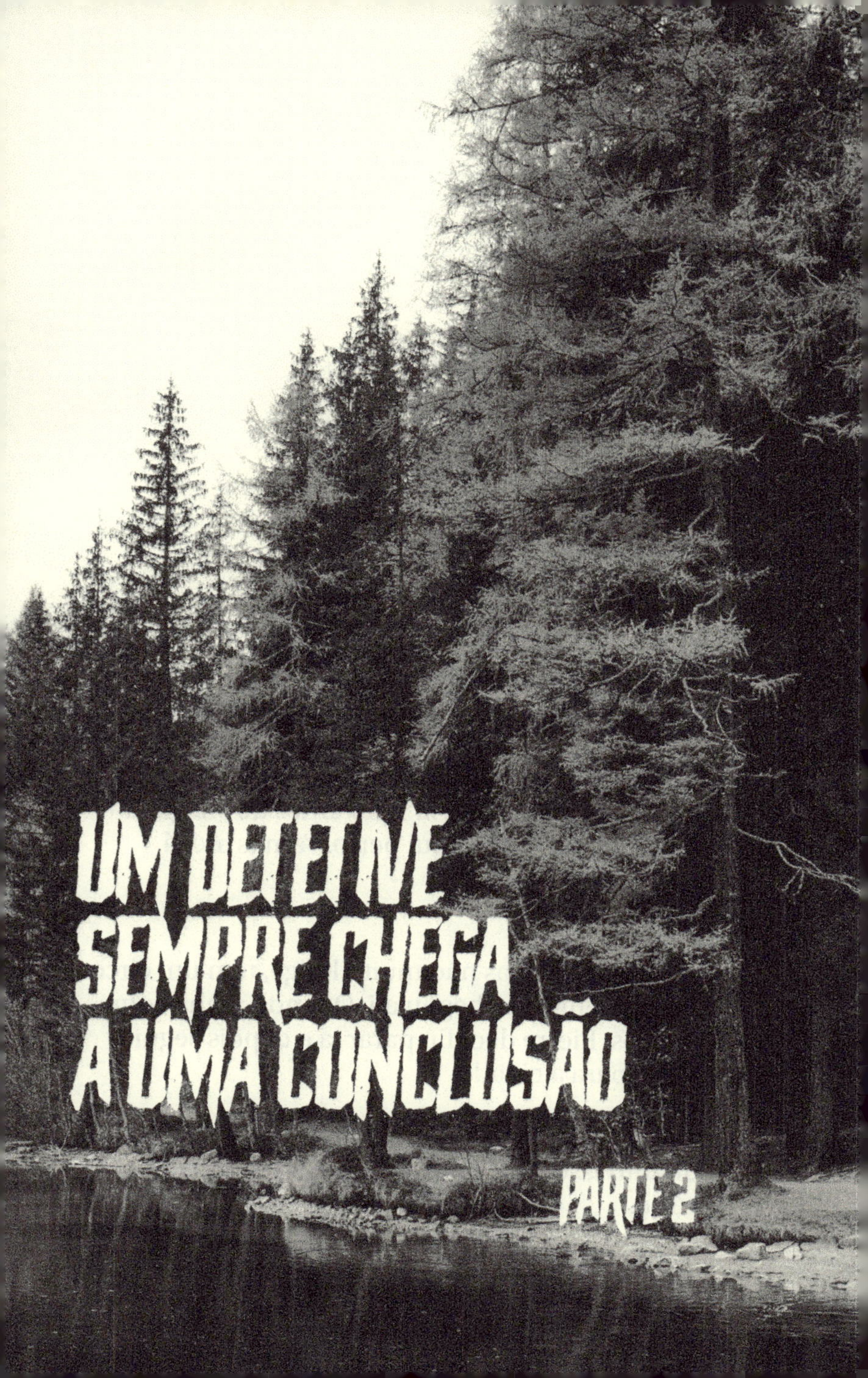
UM DETETIVE
SEMPRE CHEGA
A UMA CONCLUSÃO
PARTE 2

Pierre entrega o panfleto do urso desaparecido para Stone, enquanto entra na sua camionete.

— Isso foi entregue pra mim pela manhã, por um garotinho que eu já havia visto antes de chegar à cidade; tem um circo aqui perto. Vamos até lá.

— Quê?

Fora da cidade, mas não muito longe, tem um circo que recentemente chegou ali. Quando vinha com os peritos, Pierre decidiu parar lá e depois seguir sozinho para a cidade.

— Vou lhe contar como descobri tudo isso, xerife. Enquanto isso você pode dirigir e ouvir uma boa história.

— Ah, certo.

— Antes de chegar à sua cidade, decidi fazer uma parada no circo e me deparei com uma situação triste acontecendo. Todos estavam tristes; parecia que estavam fechando o lugar. Perguntei sobre o que aconteceu ali e prontamente eles me contaram tudo. Noites atrás uma das dançarinas desapareceu, e todos ficaram preocupados e começaram a procurar. Essa dançarina fazia parte de uma das peças do "Meu Amigo Urso". Outras participantes também atuavam, e todas, veja só, se vestiam como ciganos, pois na história elas acreditavam que o urso era uma de suas irmãs que havia morrido e sido transformada em um urso. E foi assim que aconteceu. Por algum motivo, a nossa querida Sra. Milboure sequestrou a segunda vítima. Como eu sabia que a vítima era daqui, arrumei aquela jaqueta e o chapéu, que pertenciam à peça. E no interrogatório eu sabia que quem tivesse feito aquilo reconheceria a vestimenta de algum lugar e reagiria. Quem reagiu foi Milboure; ou seja, ela já havia vindo aqui para assistir ao show. Toda aquela baboseira do interrogatório foi só focada para eu comprovar isso sobre ela e sobre seu ajudante. Eu realmente já havia deduzido tudo isso quando escutei as histórias e vi os corpos. Tudo se conectava visivelmente. Todos começaram a procurar pela desaparecida, mas não acharam, então as outras duas dançarinas foram até sua delegacia para esperar o amanhecer e abrir uma procura oficial por aqui, mas então elas sumiram da delegacia e foram parar na ponte. O garoto do açougueiro as sequestrou na delegacia e as levou para a ponte. Lá ele discutiu por algum motivo com Milboure, ficou puto e matou a primeira com violência. Ela, que era uma médica, executou a segunda quando tentou escapar. E a terceira morreu do jeito que já foi falado. Nisso, pela manhã, o urso, que era muito querido pelas meninas, com quem tinha uma grande amizade, fugiu e seguiu seu faro. Conseguiu chegar à delegacia, mas lá perdeu o rastro, e por consequência também se perdeu. Muito provavelmente entrou na floresta e está por aí em algum lugar.

— Mas, e o que significa "Mantys"?

Pierre estaciona o carro ao lado de uma entrada de terra, na rodovia.

— É o nome do circo, xerife. Olhe para cima.

CONCLUSÃO

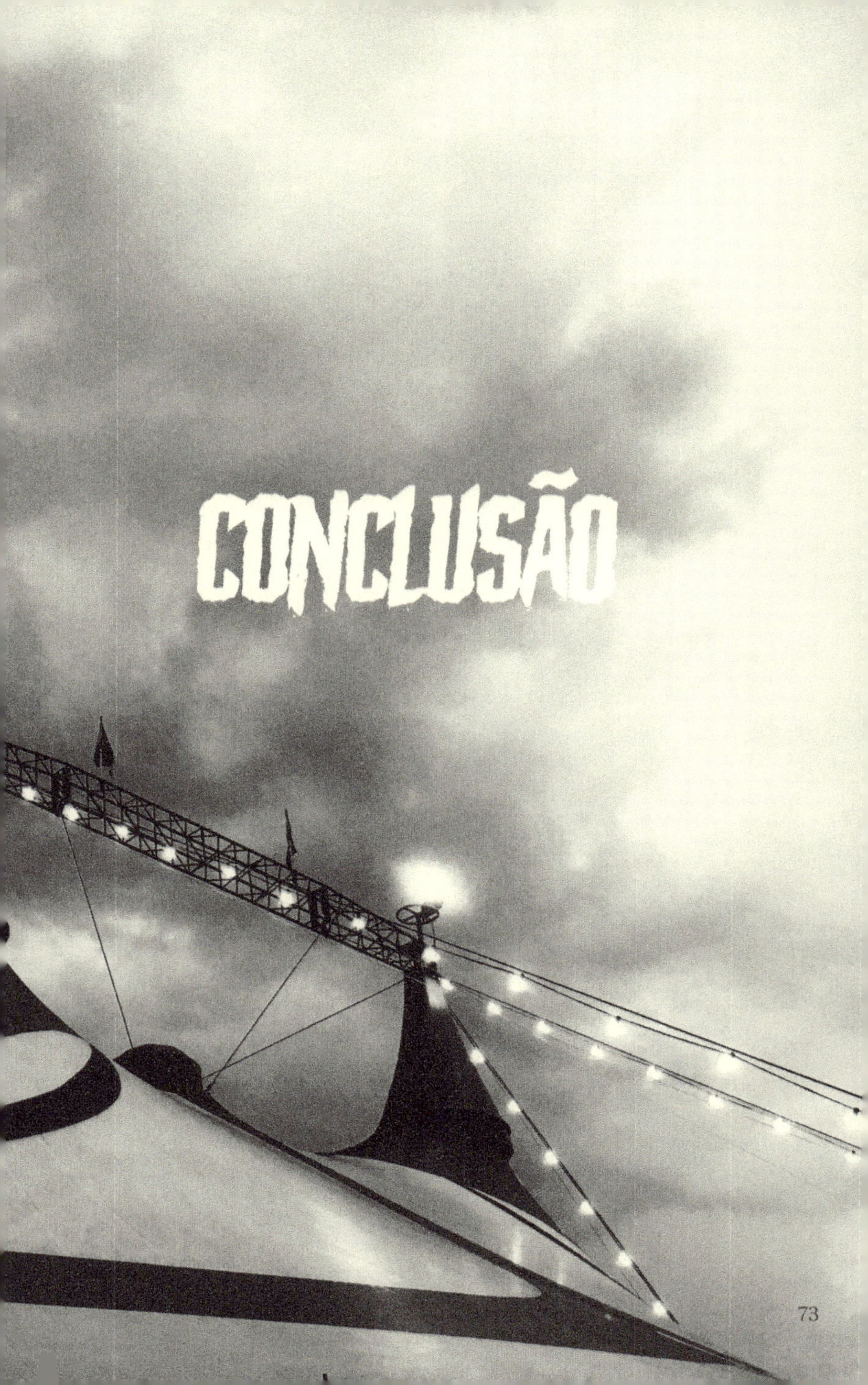

Um caso incrivelmente simples. Pierre conseguiu terminá-lo em dois dias apenas, como havia dito. Com o que não contava era que, dentro da cela da delegacia, o garoto de Ingmar cometeu suicídio. E de alguma forma, quando foram atrás de Milboure, encontraram sua casa aberta. Ao entrar, viram rastros de sangue por toda a cozinha. Algum animal feroz invadiu a casa e a matou com violência, então quebrou a porta de madeira nos fundos e desapareceu na floresta.

No fim, o caso foi resolvido, mas não como deveria ser. Ninguém soube por que sequestraram a menina do circo, nem mesmo por que o garoto ajudou Milboure.

Quando saía da cidade, Pierre conseguiu sentir o olhar sinistro da Donna Flor lhe cuidando pela janela. Com os olhos atentos igual a uma coruja.

E, por um lapso de tempo, Pierre se lembra de algo...

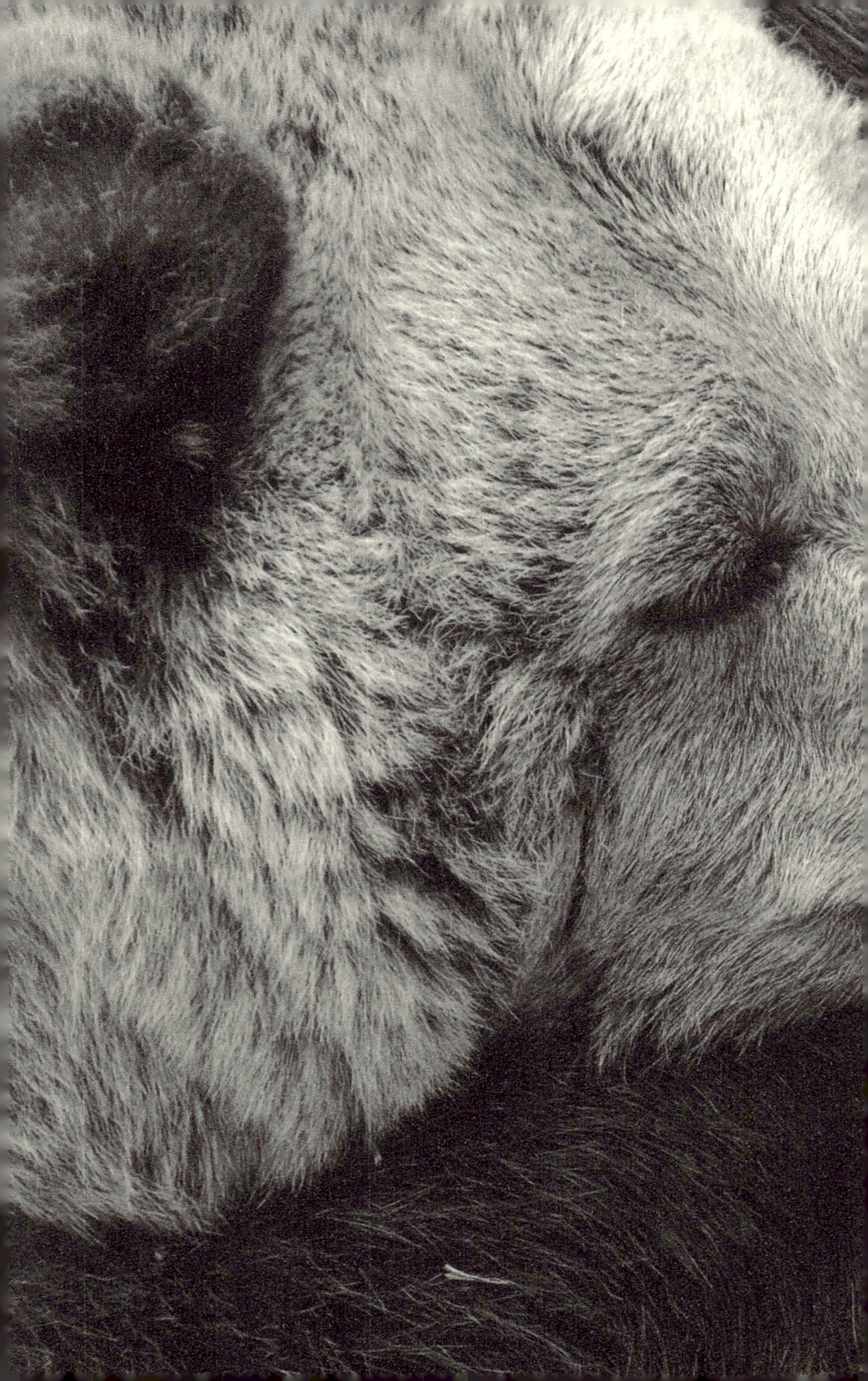

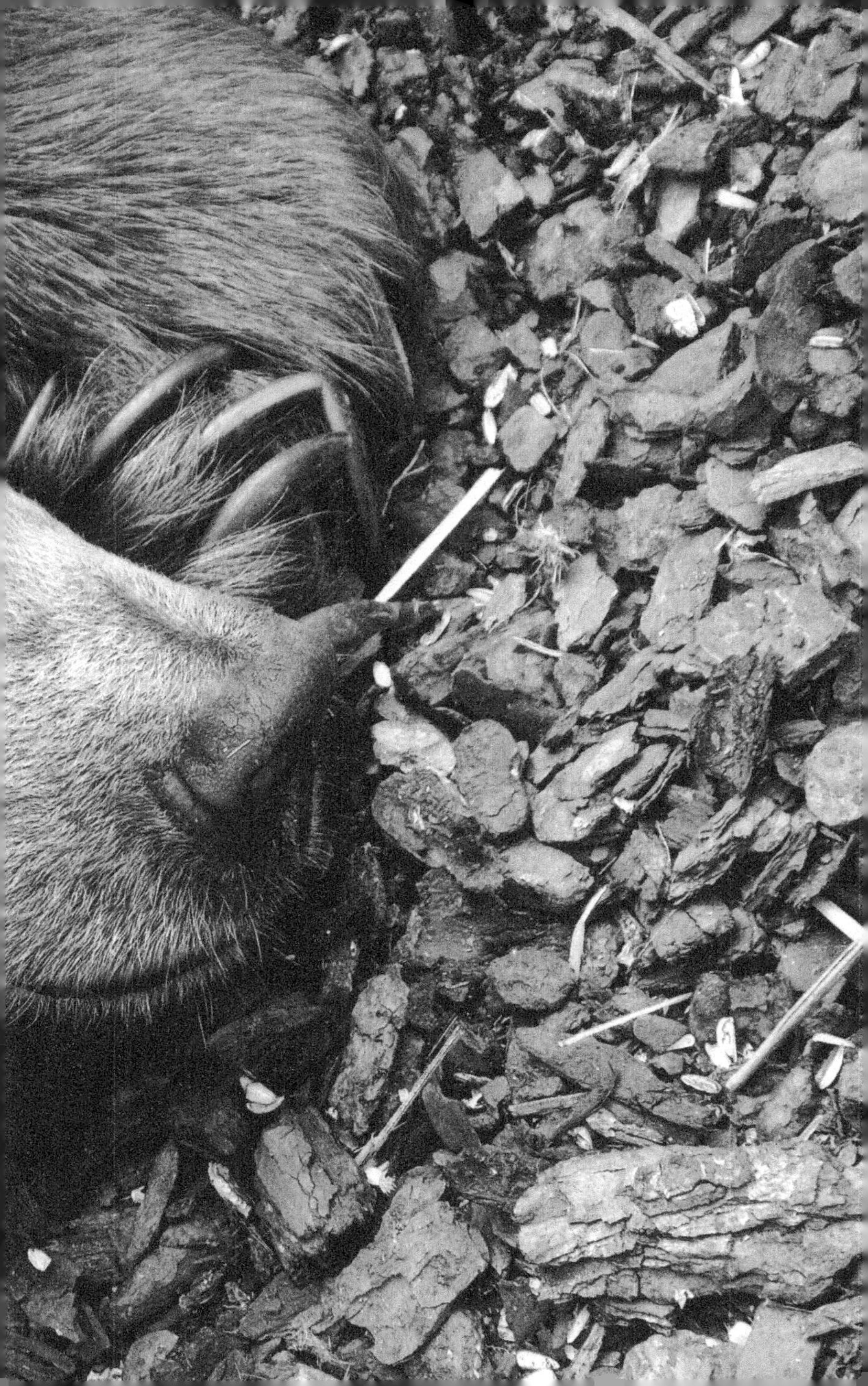

REFERÊNCIAS VISUAIS/CRÉDITOS

Págs. 10-11, 20-21, 46-47
Pexels/Francesco Ungaro

Pág. 5 (ponte)
Pexels/Artem Saranin

Pág. 36-37 (floresta iluminada)
Pexels/Diana Plotkin

Pág. 66-67 (rio)
Pexels/Tatiana Syrikova

Pág. 72-73 (circo)
Unsplash/Gabor Barbely

Pág. 76-77 (urso)
Unsplash/Daniele Levis Pelusi

Leia também,
da Editora InVerso

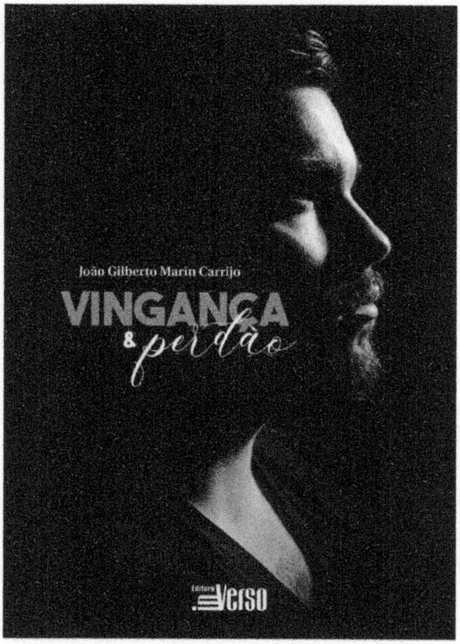

VINGANÇA E PERDÃO

Este não é apenas mais um romance policial, com crimes, mistério e investigação. Sim, tem tudo isso, e muito mais. Mas de forma diferente, pois traz também uma reflexão instigante e profunda sobre culpa, vingança e perdão. Investigadores não são apenas os clássicos investigadores experientes, de faro aguçado, à caça do culpado. Antes, os mocinhos aqui são profundos perscrutadores da alma humana, que mergulham fundo em busca de entender o ser e suas motivações mais complexas, muito além das respostas que o sistema judiciário exige.

E os vilões podem esconder mais surpresas do que os seus métodos criminosos no longo caminho, passando pela penitência e a redenção, que leva da vingança ao perdão.

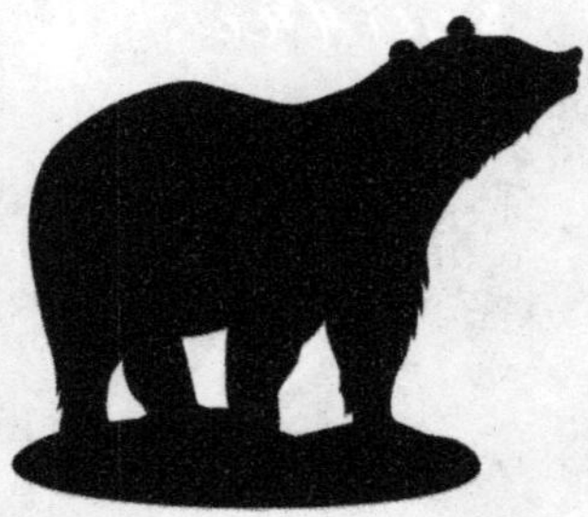